神经外科手术学

主编　盖大伟　等

吉林科学技术出版社

图书在版编目（CIP）数据

神经外科手术学 / 盖大伟等主编. -- 长春 ：吉林
科学技术出版社，2021.12
ISBN 978-7-5578-8230-3

Ⅰ．①神… Ⅱ．①盖… Ⅲ．①神经外科手术 Ⅳ.
①R651

中国版本图书馆CIP数据核字(2021)第116866号

神经外科手术学

主　　编　盖大伟　等
出 版 人　宛　霞
责任编辑　许晶刚
助理编辑　陈绘新
封面设计　德扬图书
制　　版　济南新广达图文快印有限公司
幅面尺寸　185mm×260mm
字　　数　142 千字
印　　张　6
印　　数　1-1500 册
版　　次　2021年12月第1版
印　　次　2022年5月第2次印刷

出　　版　吉林科学技术出版社
发　　行　吉林科学技术出版社
地　　址　长春市净月区福祉大路5788号
邮　　编　130118
发行部电话/传真　0431-81629529 81629530 81629531
　　　　　　　　　81629532 81629533 81629534
储运部电话　0431-86059116
编辑部电话　0431-81629518
印　　刷　保定市铭泰达印刷有限公司

书　　号　ISBN 978-7-5578-8230-3
定　　价　50.00元

版权所有　翻印必究　举报电话:0431-81629508

编 委 会

主　编：盖大伟　齐洪武　张义松　梁　峰　关　宁

副主编：杨　明　杜　磊　冀培刚　杨光伟　华　磊

　　　　朱　林　张　诚　孙　飞　郭　昊　刘宗霖

编　委：(按照姓氏笔画)

朱　林　汉中 3201 医院

华　磊　徐州医科大学附属医院

向　军　中南大学湘雅二医院

刘宗霖　武汉市第六医院

齐洪武　中国人民解放军联勤保障部队第九八〇医院

关　宁　锦州医科大学附属第一医院

孙　飞　大连大学附属新华医院

杜　磊　宁夏医科大学总医院

杨光伟　西南医科大学附属中医医院

杨　明　中国人民解放军联勤保障部队第九六七医院

张大龙　胜利油田中心医院

张义松　内蒙古自治区人民医院

张　诚　新疆维吾尔自治区人民医院

郭　昊　空军军医大学第二附属医院

黄　烁　中国人民解放军联勤保障部队第九六七医院

盖大伟　徐州医科大学附属滕州市中心人民医院

梁　峰　锦州医科大学附属第一医院

冀培刚　空军军医大学第二附属医院

前　　言

随着近年来神经外科的迅速发展，新技术、新观念不断涌现，国内神经外科取得了长足的进步，相当多的地方医院已能独立开展神经外科手术，并且建立了较完善的神经外科重症监护和治疗系统，为正确、及时地治疗神经外科患者奠定了良好的基础。随之而来的手术治疗疾病的范围在不断扩大，手术操作技巧有很多改进与创新，出现了许多新的手术方式，传统的手术方法也在改变。为了反映神经外科临床研究方面的最新成果，且更好地服务于临床诊断和治疗神经外科疾患，本编委会在参阅了大量国内外文献资料的基础上，编写了此书。

本书共三章，内容涉及神经外科常见疾病的诊治，包括：颅脑创伤、脑血管病、先天性和后天性异常。

书中对疾病的叙述涵盖了病因病理、症状表现、检查诊断方法、鉴别诊断、手术治疗方法与步骤以及术后并发症防治、预后及护理等内容，强调本书的临床实用价值。

本书在编写过程中，参考了许多神经外科相关专业内容的书籍文献，在此表示衷心的感谢。由于本编委会人员均身担神经外科一线临床工作，加上时间及精力有限，虽然尽到最大努力，但难免出现诸多错误及不足之处，还望各位读者朋友给予谅解并提出意见及建议，以起到共同进步、提高神经外科诊治水平的目的。

《神经外科手术学》编委会

2021 年 12 月

前　言

目　　录

第一章　颅脑创伤 ·· (1)

　　第一节　颅脑创伤的体格检查 ··· (1)

　　第二节　颅脑创伤的分级与分类 ··· (8)

　　第三节　颅脑创伤的院前急救和急诊室处理 ··· (19)

第二章　脑血管病 ·· (26)

　　第一节　脑血管畸形 ··· (26)

　　第二节　颈动脉海绵窦瘘 ·· (40)

　　第三节　硬膜动静脉瘘 ·· (50)

第三章　先天性和后天性异常 ·· (57)

　　第一节　狭颅症 ·· (57)

　　第二节　颅裂与脑膜脑膨出 ·· (74)

　　第三节　颅内蛛网膜囊肿 ·· (80)

参考文献 ·· (87)

第一章 颅脑创伤

第一节 颅脑创伤的体格检查

颅脑创伤病情急而危重、变化迅速,诊治不及时必将导致严重后果。急诊室的诊断要求医生在短时间内重点、简明扼要地询问受伤时间、受伤原因、暴力大小及着力部位、伤后表现、转运经过及处理,以及以往疾病等病史,通过重点的查体和必要的辅助检查,能迅速做出正确的诊断和处理。对于休克、活动性出血、脑疝及重危、生命体征紊乱者,应边问病史边进行积极抢救,如立即气管插管、辅助呼吸、止血、输液、升血压、吸氧及脱水降颅压治疗等。对于舌后坠致呼吸道阻塞者,在口腔内置通气管,对深昏迷伤员其呼吸道内有大量痰液及误吸之呕吐物导致呼吸道阻塞者,应立即行气管插管或气管切开彻底吸痰,以避免或尽量减轻因呼吸道阻塞所导致的低氧血症。可见,急诊室的快速而正确的诊断,对及时采取有效的治疗和提高疗效至关重要。

一、病史和神经系统检查

(一)病史

在急诊室询问病史原则上要求简捷、客观、真实地了解伤时伤后的全过程。询问对象主要是清醒伤员本人、当事人、现场目击者及护送者。特别是事故伤的双方指出,使医生了解真实、客观的病史,对做出正确的诊断和采取的治疗措施及估计和观察病情十分重要。询问病史主要包括:①应尽量多地了解受伤原因、时间、暴力的大小及着力部位;②了解伤后意识状态、有否呕吐及频度、伤后有否癫痫发作和次数;③伤后现场抢救及转运过程和处理等;④向家属简要询问伤员既往有否癫痫病史、各种血液病的出血倾向史,以及其他重要脏器疾病史。伤员如有大出血、休克或呼吸道阻塞,临时送到附近医院进行紧急止血和心肺复苏是必要的,但切不可为了方便,伤后立即送至附近无神经外科专科设备的医院再行转院,这样往往会贻误救治时机。

(二)临床表现

伤员来到急诊室后可有各种迥然不同的临床表现,根据其表现不同可判断伤情轻重及伤病可能随时会发生的变化。轻型颅脑伤伤员表现为神志清楚、能正确回答问题、恶心呕吐等;中型颅脑伤伤员出现精神淡漠、不愿说话、嗜睡或烦躁不安、剧烈头痛头晕以及恶心呕吐等;重型颅脑伤伤员则表现为昏迷、躁动不安或完全不动、剧烈呕吐、偏瘫或瘫痪、呼吸困难,甚至大小便失禁等。对于轻型颅脑伤伤员,大多数是由于突发创伤引起的惊恐,经短期休息治疗后可逐渐恢复。但也有少数轻型颅脑伤伤员由于伤后颅内伤情的发展加重,临床表现会逐渐加重和恶化。因此对伤后不久来急诊室的伤员,应在治疗过程中密切观察其临床表现及神经系统体征的变化,以便及时处理。对于来到急诊室时病情危重的重型颅脑伤伤员,甚至出现一侧或双侧瞳孔散大、光反应弱或消失等脑疝表现、对刺激完全无反应,甚至生命征衰竭等接近或已进入脑死亡阶段的伤员,必须首先予以紧急抢救,如立即气管插管、辅助呼吸、止血、输液、升血压、吸氧及脱水降颅压治疗等。待伤员病情稍稳定后,再及时做出必要的辅助检查及进一步处理。有少数颅脑伤伤员表现为四肢或下肢力弱或瘫痪,这可能是合并脊柱骨折和脊髓损伤,在搬动时应十分注意,勿因骨折错位引起进一步损害。还有些伤员由于伤后大量出血等,在来急诊室后即为面色苍白、脉搏细弱、血压低、四肢发凉等休克表现,须立即静脉输入羧甲淀粉等扩容液体,同时配血,随后尽早输血,如血压过低,可临时给升压药以及时纠正休克状态。颅脑伤伤员常常在头面部有皮肤裂伤出血、耳鼻流血或血性脑脊液,表明可能有颅底骨折。特别应该注意的是,由于大多数颅脑创伤为交通事故所致,所以复合伤发生率高。神经外科医生切不可只顾颅脑伤而忽略了其他严重复合伤,最常见的是四肢骨折、颌面伤,其次是胸、腹部创伤,如多发性肋骨骨折引起的胸部反常呼吸、血气胸导致的呼吸困难,肝、脾、肾脏器损伤引起的腹部膨隆、腹膜刺激征及失血性休克等,这些临床表现应引起神经外科急诊室医生的高度重视,应及时发现并处理,否则也会导致严重后果。因此要求急诊室医生既要重视神经系统的临床表现,也要同时重视其他复合伤的临床表现,以免漏诊。

(三)体格检查

对于颅脑创伤伤员,急诊室查体应分两个方面检查,神经系统检查和全身其他系统检查。应根据病情轻重不同区别对待,对较轻伤员可做较详细的检查,而对较重或垂危伤员应根据其临床表现做重点检查,以便抓紧时间做必要的辅助检查及相应处理。

1.面部及全身体表伤痕检查 头部、面部、颈部和身体其他部位的体表,常在伤后有不同程度及范围的损伤,而皮肤的各种损伤都可能提示其下方相应部位存在骨折或脏器损伤。①皮肤擦伤和挫伤。应注意部位、面积及深浅,其可有局部肿胀、青紫及触痛,表面有渗血或渗液。皮下淤血并伴有压痛。双眼睑周围青紫肿胀或伴有眼结合膜下出血(熊猫眼),常表示有前颅窝底骨折或脑脊液漏发生,耳后乳突部位青紫皮下淤血(Battle 斑)伴有外耳道流血(或血性液体),可能有中后颅窝底骨折伴 CSF 耳漏;②皮肤裂伤及缺损。应注意检查伤口是否整齐规则,以判断是锐器伤还是钝器伤;伤口的部位、形状、长短、深度及出血多少;伤口内的污染状况,如油污、泥土、化学物质等;伤口内是否有碎骨片、碎化脑组织;伤口内有否异物,如碎布片、木屑、玻璃及金属碎片等。以上检查均应予以详细记录,以备为法医提供参考;③皮下血肿。多见于头皮下,其中有帽状腱膜下血肿,范围及大小,出血较多者应注意是否有波动感,对血肿面积较大、出血量较多者应想到是否有凝血机制障碍的疾病,应及时做出凝血时间等检查;另一类为颅骨骨膜下血肿,其表现可无明显的被动,最大特点是肿胀局限于某一块颅骨的范围。

2.生命体征检查 生命体征在急诊室的检查中是一项常规的重要检查,包括体温、血压、脉搏、呼吸。这项检查虽然简单,但对颅脑创伤伤员的诊断、判断伤情轻重以及可能合并其他的创伤至关重要。如伤员到达急诊室时发现脉搏细弱而快、面色及口唇苍白、血压下降等休克表现,则可判断多为失血过多所致,必须及时检查发生的原因。而单纯闭合性颅脑创伤者很少有低血压表现,相反由于高颅压的原因则多表现为血压升高、呼吸和脉搏减慢。如伤员到达急诊室时发现呼吸困难,在排除胸部损伤和上呼吸道阻塞的前提下,要考虑脑干损伤。当伤员出现深昏迷和点头样呼吸,提示病情危笃、处于濒死状态。

3.全身其他检查 主要包括颌面骨、锁骨、肋骨、四肢及骨盆骨折以及胸腹部创伤等。伤员可有不同的临床表现,如肢体变形、骨摩擦音、骨折周围血肿、脊柱骨折及胸腹部损伤等临床特征。颅脑损伤特别是车祸致伤时常伴有多发复合伤。因此,不能只顾颅脑伤而忽略了其他部位的复合伤。在体查诊断过程中,一旦发现问题应立即处理。例如,当伤员因多发性肋骨骨折致血气胸,发生严重呼吸困难时,胸部叩诊其一侧为鼓音或空瓮音或实音,听诊时呼吸音消失,则判断可能为气胸或血气胸,应尽快做胸腔闭式引流术。当腹部同时遭到暴力损伤时,尤其是肝、脾、肾区的损伤,常致内脏破裂发生内出血性休克,临床可见口唇面色苍白、脉细弱而快、血压下降、血色素降低、腹部膨隆及压痛和反跳痛,甚至出现板状腹,应立即做B超检查或腹腔穿刺,发现血腹时,应行紧急处理并同时积极抢救休克。当发现伤员休克为腹膜后血肿或骨盆或股骨骨折引起大量失血时,应立即静脉输入羧甲淀粉等扩容液,随后大量输入全血。

(四)神经系统检查

神经系统检查应根据伤员伤情轻重不同区别对待,对伤情较轻伤员可做较详细的检查,而对较重或垂危伤员应根据其临床表现做重点检查,以便抓紧时间做必要的辅助检查及相应急救处理。

1. 意识状态检查 意识障碍的程度、时程与创伤后脑功能不全程度呈正比。临床通常将意识状态分为4级。①清醒:回答正确,体格合作,思维能力和定向力正常;②模糊:意识未丧失,可回答简单问话但不一定确切。也可做一些简单动作如伸舌、握手等,但思维能力和定向力很差。伤员可呈嗜睡状态或表现为烦躁不安;③昏迷:意识丧失,对痛刺激尚有反应,角膜、吞咽和病理反射均尚存在;④深昏迷:对痛刺激无任何反应,生理和病理反射均消失,可出现去大脑强直、尿潴留或充溢性尿失禁。对颅脑创伤伤员的意识检查一般采用呼唤,提出问题令其回答,在无反应时则提高声音,仍无反应时采取压迫眶上眉弓中点处之三叉神经额支处或刺激上肢或大腿上方内侧皮肤,同时令其回答问题或观察肢体运动情况,以此判断其意识状态及肢体活动状态,这是一种无损害的有效检查方法。当颅脑创伤伤员由清醒转为嗜睡或烦躁不安,或有进行性意识障碍加重时,应考虑脑功能不全或颅内病情加重,应引起临床医护人员高度重视。目前国内外临床通常采用格拉斯哥昏迷记分法(Glasgow coma scale, GCS)表示。GCS评分方法:①睁眼反应:自动睁眼4分、呼之睁眼3分、刺痛睁眼2分、不睁眼1分;②言语反应:答话切题5分、语句不清4分、吐词不清3分、发音含糊2分、不发音1分;③运动反应:按吩咐动作6分、定位动作5分、肢体回缩4分、屈曲状态3分、伸直状态2分、不动1分。将睁眼反应、言语反应和运动反应三方面结果,取其每一项的得分合计。总分最高为15分,最低为3分。总分越低,意识障碍越重。

2. 颅神经检查

(1)嗅神经:用挥发油或挥发性的物质,如松节油、杏仁,甚至牙膏、香烟等。请伤员闭目,嗅闻并讲出物质的名称。值得注意的是临床医生不可用醋酸、氨水、酒精、甲醛等物质。嗅神经功能障碍多见于额部直接受伤所致,常伴有前颅凹底的骨折,导致嗅囊、嗅球在筛板出颅处被撕裂。枕部受伤也是常见原因,枕部着力致额底对冲伤,同样可撕裂损伤嗅囊和嗅球。嗅神经损伤可分为双侧性(完全性)和单侧性(不完全性)嗅觉丧失,其中前者多见。

(2)视神经:主要包括视力、视野、色觉和眼底检查。由于大多数色盲属先天性,故颅脑创伤伤员色觉可不查。①视力:由于颅脑创伤伤员伤后早期不宜下床,临床医生可采用近视力表。近视力表一般在30 cm距离测试。记录视力0.1～1.5。如果伤员视力严重减退,可采用粗测视力方法,嘱伤员在一定距离内辨认手指数目或指动。若不能区别亮与暗即为完全失明;②视野:让伤员用单眼向前凝视时,正常人可看到向内60°,向外90°～100°,向下60°～75°,向上50°～60°。临床通常采用对向法或视野计测量法;③眼底检查:由于颅脑创伤伤员早期躁动,有时难以检查伤员眼底。但通过检查视乳头、血管、视网膜水肿、出血以及剥离等,对于判断颅内高压、视神经损伤、视网膜病变极有帮助。视神经可分为眶内段、视神经管段和颅内段。其中视神经管内段最易受伤。额颞部暴力直接损伤视神经，或鞘内出血。但更常见的则是由于视神经的血供减少及缺血所致的视力下降。这两种机制在急性期有时很难鉴别，如果视力丧失是迟发的或一过性的，则为视神经缺血所致。颅底骨折累及鞍背时，视交叉就有被撕裂的可能，典型的视交叉损伤表现为双颞侧偏盲。但视交叉损伤常表现为一侧视神经的损伤。视力视野改变还见于枕叶皮质损伤伤员。

（3）动眼神经、滑车神经、展神经：包括检查伤员的眼睑、瞳孔、眼球位置以及眼球运动等。眼睑是否下垂，眼球是否突出，瞳孔大小、形状、对称性、位置，光反射和其他反射是否正常，眼球位置和眼球运动是否正常等。其中检查颅脑创伤伤员的瞳孔大小、形状、对称性和光反应十分重要。颅脑创伤伤员大脑半球受伤同侧瞳孔散大、光反应消失，对侧偏瘫和病理征阳性，说明颞叶沟回疝的发生。但颞叶沟回疝伤员亦可出现对侧瞳孔散大，光反应消失和同侧偏瘫病理征阳性，临床较少见。脑疝晚期则出现双侧瞳孔散大固定、光反应消失、去脑强直等。临床上尤其要重视鉴别脑疝引起的瞳孔散大或动眼神经损伤所致的瞳孔散大。脑疝引起的瞳孔散大伤员有严重的意识障碍和锥体束征阳性，而动眼神经损伤所致的瞳孔散大伤员则无意识改变、锥体束征呈阴性。另外，颅脑创伤伤员伤后眼球的位置和运动可反映伤情的轻重、脑损害的部位以及判断预后。当双眼球处于中位固定不动时，表示病情严重、预后不良；但双眼球处于中位不时地有不自主的水平相活动时，表示脑损害程度较双眼球固定不动者轻；当双眼球向一侧斜视时表明早期为同侧额叶损害，较重而晚期则双眼球转向病变之对侧斜视；小脑半球损伤时可出现双眼球水平性震颤；当双眼球处于分离（外展位）或内收位（对眼）时表示有脑干损伤。

（4）三叉神经：三叉神经检查可分为运动、感觉和反射三部分。①运动：让伤员牙咬紧、张口、向前后和两侧移动下颌，检查伤员咀嚼肌功能；②感觉：检查面部三叉神经分布区域皮肤痛觉、温觉和触觉；③反射：检查伤员角膜反射和下颌反射。三叉神经损伤以周围支损伤多见。眶上支损伤最多见，眶上缘周围的头皮挫伤和骨折都会引起眶上支的挫伤或断裂。颌面部损伤，尤其是上颌骨骨折常可损伤眶下支。三叉神经颅内段损伤不多见，常合并邻近神经损伤，如动眼神经、展神经。中颅凹底骨折累及圆孔、卵圆孔和眶上裂时可引起相应神经根的损伤。岩骨纵行骨折到岩尖时可损伤三叉神经节和感觉根。三叉神经损伤的临床表现为所累神经所支配区域的感觉减退、麻木，甚至感觉消失，在某些伤员中可表现为感觉过敏或疼痛。

（5）面神经：面神经检查可分为运动、味觉、反射和分泌四部分。①运动：观察伤员在安静、讲话和做表情动作时有无两侧面肌不对称的情况，如额纹多少、眼裂大小、鼻唇沟深浅等。另外，让伤员眵闭眼、露齿、鼓腮、吹哨等，进一步检查伤员面部表情肌有无瘫痪；②味觉：用食糖、食盐或醋酸检查舌前部味觉是否存在；③反射：检查伤员眼轮匝肌反射和口轮反射；④分泌：检查伤员的泪腺分泌情况。在颅脑创伤中，面神经损伤引起面瘫较常见。颞骨的岩骨和乳突骨折是常见原因。该部位骨折可损伤外耳道和鼓膜，引起耳道出血，当硬脑膜同时被撕裂，可发生脑脊液耳漏。

（6）听神经：听神经检查基本上限于听力。通过语音测验判断伤员有无听力减退或丧失。通过音叉试验和电测听试验能鉴别诊断耳聋的性质和部位。颅脑创伤伤员听神经损伤在岩骨横行骨折中比较常见，其中以中耳部受伤多见，累及中耳可致中耳积血，表现为传导性耳聋，气导小于骨导，Weber 征偏向伤侧。当骨折致内耳损伤时，表现为神经性耳聋，该侧气导、骨导均下降,Weber 征偏向对侧。由于前庭神经和耳蜗神经的紧密解剖关系,二者常共同累及。在听力障碍的同时出现前庭功能障碍,表现为眩晕、头晕等。

(7)舌咽神经:由于反射中枢都在延髓,传入为舌咽神经,传出为迷走神经,故舌咽神经的运动功能仅能和迷走神经一起检查。①运动反射:用压舌板检查伤员的咽反射和软腭反射;②味觉:用食糖、食盐或醋酸检查舌后部味觉是否存在,或用铜丝导入微弱的直流电,正常时引起酸味觉。颅脑创伤伤员舌咽神经损伤会出现喝水呛咳、吞咽困难。

(8)迷走神经:迷走神经具有广泛的功能,其检查尚缺乏客观方法。①运动:用压舌板检查伤员的软腭反射、咽喉部反射;颅脑创伤伤员迷走神经损伤,会出现喝水呛咳、吞咽困难、声音嘶哑、吸气困难和咳嗽反射丧失等;②反射:对与迷走神经有关的反射动作,咳嗽、吞咽、呕吐、喷嚏等,通常仅需要医生临床观察,并不需要做特殊检查。在需要对迷走神经功能进一步了解时,可做眼心反射和颈动脉窦反射检查。

(9)副神经:检查时可在头部分别向两侧旋转时施加阻力,观察胸锁乳突肌功能;检查时可在耸肩或头部向一侧后仰时施加阻力,观察斜方肌功能。副神经损伤时,伤员头偏向一侧、上臂不能举过水平位。颅脑损伤伤员单纯发生副神经损伤少见。

(10)舌下神经:检查时观察舌在口腔内的部位及其形态。然后请伤员伸舌,观察伸舌是否居中。

3.肢体活动及肌张力检查　肢体活动的能力和状态可反映昏迷的深浅,当昏迷很深时肢体被刺激则无反应。可以通过肢体活动的力度和状态发现脑损伤的部位,如一侧肢体偏瘫表明其对侧的运动区皮质有损害,也可以因幕上脑疝大脑脚受压迫所致,四肢瘫痪或下肢截瘫为高颈段脊髓损伤或颈膨大以下脊髓损伤引起。对神志清醒合作的伤员,可以令伤员双手握住检查者的手指或双足趾用力向下蹬检查者的双手指,以判断双侧肌力是否相等。对于昏迷不能合作的伤员,只能用刺激的方法观察肢体两侧的活动度是否相等,同时观察鼻唇沟是否对称。刺激的方法一般常采用同时压迫双侧眉弓中点之三叉神经额支处,也可以在双侧上臂内侧及大腿内侧用拇指及示指捏住小块皮肤进行刺激,因此处痛觉较为敏感,也不致造成严重损伤。肌力大小常用 0～5 级表示。0 级:刺激时肢体不动;1 级:刺激时肢体不动,但肌肉可抽动;2 级:刺激时肢体肌肉可收缩,但不能对抗重力;3 级:肢体可轻度抬离床面及抗重力;4 级:肢体可自由反复抬起,有较大抗重力的能力,但较正常稍差;5 级:肌力正常,肢体活动自如。

肌张力大小检查:主要是反复被动屈伸活动伤员的双侧肘及膝关节,对清醒的伤员应预先告知其放松肢体不要对抗,对比其双侧肌张力是否对称、降低抑或增高,去大脑强直的伤员可呈持续或阵发性四肢挺直肌张力极高的表现,而临终伤员可呈四肢肌张力降低处于瘫软松弛状态。

4.反射检查　对急症伤员通常只做主要的生理及病理反射检查。生理反射检查最常用叩诊锤,叩击肱二头及肱三头肌腱、尺骨或桡骨骨膜、膝腱处。观察通常用符号表示,如叩击时无反应时用(-)表示,正常时用(++)表示,增高时用(+++)表示,严重增高时则用(++++)表示。另外用钝性金属物或叩诊锤的另一端(勿过尖以免划破皮肤)快速做上及下腹壁划动,及在双侧大腿内侧自下而上划动,观察腹肌收缩及睾丸上提双侧是否对称,藉以判断有否偏瘫:当偏瘫时同侧之腹壁及提睾反射可以较对侧弱或消失;当胸$_{12}$以上脊髓损伤时,双侧腹壁及提睾反射可减弱或消失。病理反射的检查最常做 Babinski 征、Chaddock 征、Gordon

征、Oppenheim 征及 Hoffmann 征，前二者阳性时表示大脑皮质运动区及锥体束有病损，后者阳性时，为颈膨大处脊髓损伤的表现。因颅脑损伤常同时发生脊髓损伤，临床表现轻重程度不同，当急性脊髓横断时其以下的各种生理和病理反射均消失。其他各种反射在急诊室检查中很少使用。

5. 脑膜刺激征　脑膜刺激征见于外伤性蛛网膜下腔出血和外伤后脑膜炎。

(1)屈颈试验：脑膜刺激征主要表现为不同程度的颈强直，尤其是伸肌。被动曲颈遇到阻力，严重时其他方向的被动动作也受限制。

(2)Kernig 试验：又称屈髋伸膝试验、抬腿试验。伤员仰卧。检查者首先将伤员一侧髋部屈成直角，然后试行伸直膝部。在此过程中，膝部大、小腿间夹角小于135°时即发生疼痛和股后肌群痉挛，即 Kernig 试验为阳性。

二、颅脑创伤伤员临床常见的神经系统症状和体征

颅脑创伤伤员的神经系统症状和体征取决于损伤部位，准确地掌握创伤后伤员神经系统症状和体征，对于判断颅脑损伤伤员脑功能损伤部位和程度有十分重要的价值。

(一)大脑半球损伤

大脑半球损伤的定位主要根据大脑皮质功能区、皮质下神经核团和传导束受损进行判断。

1. 额叶损伤的临床症状体征　主要包括：①运动区损伤。通常表现为不完全瘫痪、偏瘫或单瘫，以及中枢性面瘫。局灶癫痫也较常见，有时可出现 Jackson 癫痫发作和 Todd 癫痫；②运动前区损伤。表现为肌张力增强、额叶性共济失调、抓握反射和摸索现象。还会出现心率、血压、胃肠蠕动变化、皮肤苍白、发凉等自主神经症状；③书写中枢损伤。优势半球颞中回后部损害会产生书写不能(失写症)；④运动性语言中枢损伤。优势半球额下回后部受损时会出现运动性失语；⑤前额叶损伤。伤员表现为注意力不集中，判断力和理解力不清，反应迟钝，记忆力障碍以及精神性性格变化等；⑥同向凝视中枢损伤。额叶回后部存在同向凝视中枢，受损后会出现暂时性两眼向患侧偏斜和对侧凝视麻痹；当此中枢受刺激时，两眼向对侧同向偏斜，并有眼睑开大和瞳孔放大，同时伴有头部向对侧扭转。

2. 顶叶损害症状和体征　主要包括：①皮质性感觉障碍。中央后回和顶上小叶受损时伤员感觉障碍的特点是浅感觉障碍轻，深感觉和复合型感觉障碍明显；②失用症。优势半球的缘上回是运用中枢，当此区受损时，表现为两侧肢体失用，即肢体虽无瘫痪，但不能完成日常熟悉的动作和技能；③失语症和计数力障碍。优势半球角回为阅读中枢，该区受损时，伤员对看到的字和词句不理解，产生失语症，并可出现计数力障碍；④体象障碍。多见于非优势半球的顶叶下部损伤，表现为不能感觉一侧身体或某一肢体的存在；⑤视野缺损。顶叶受损可累及视放射的上部分纤维，产生对侧同向性下 1/4 象限性偏盲；⑥Gerstmann 综合征。见于顶叶下后部受损，表现为手指不识症、左右起问障碍、计数力障碍和书写不能等。

3. 颞叶损伤的症状和体征　主要包括：①耳鸣和幻听。听中枢受损早期会出现耳鸣和喧嚷等杂音。当两侧听中枢损伤时会出现耳聋；②听觉性失语。优势半球听觉神经受损时，伤员对听到的声音和语言不能理解，称之为感觉性失语；③命名性失语。优势半球的颞叶后部受损时，伤员对熟悉的物体只能说出用途，不能说出物体名称；④眩晕。颞上回中后部为前庭皮质中枢，该区受损会出现眩晕症状；⑤记忆障碍。颞叶内侧海马与记忆功能有密切关系，受

损时主要表现为近记忆丧失,而远记忆则保持良好,智力亦正常,与额叶病变的记忆力和智力同时受累不同;⑥幻视和幻嗅。颞叶和海马受损会出现幻视和幻嗅觉;⑦视野缺损。颞叶后部病变可累及视放射的下部分纤维,产生对侧同向性上 1/4 象限偏盲;⑧颞叶癫痫。见于颞叶前内侧部病变,表现为幻嗅、幻物、发怒、恐惧、梦境、神游、伤人伤物以及遗忘等。

4.枕叶损伤的主要症状和体征 包括:①视野缺损。一侧枕叶纹状区损伤可产生对侧同向偏盲,如两侧纹状区受损,即导致两侧视力丧失,即皮质盲;②视幻觉。视觉中枢受刺激可产生星光、火花和各种色带等简单的视幻觉,而枕叶外侧病变,可产生复杂的物形幻觉;③视觉认识不能。优势半球的视觉联合区受损时,伤员对看到的人或物体不能认识或不能记忆;④视物变形。伤员对物体的大小、位置、形态和颜色等理解错误。内囊损伤时会出现偏盲、偏瘫感觉障碍和同向偏盲,即"三偏"症状。基底节损伤可出现肌张力增高和运动减少综合征或肌张力减低和运动增多综合征。

(二)间脑损伤

丘脑为感觉传导路的中继站,并与锥体系有密切联系。

创伤后丘脑功能不全的临床表现主要有:①感觉障碍。丘脑损伤会引起对侧感觉障碍,痛温觉较深,感觉或皮质觉障碍明显;②自发性疼痛;③不自主运动。会发生舞蹈症或手足搐动症。

下丘脑为大脑皮质下自主神经高级中枢。创伤后下丘脑功能不全会出现:①尿崩症。系视上核或视上核垂体束受损,造成抗利尿激素分泌障碍,继而产生大量排尿,尿量每日在 4000 mL 以上,尿比重在 1.005 以下;②体温调节障碍。下丘脑产热或致热中枢受损,会导致伤员体温不升或高热;③肥胖性性功能减低。下丘脑腹内侧核受损时,由于脂肪分解障碍,伤员出现向心性肥胖;当下丘脑结节漏斗核受损时,由于促性腺激素分泌障碍,引起性腺萎缩,性功能减退或消失等;④饥饿或拒食。下丘脑外侧区存在食欲中枢,当此中枢受刺激,会出现多食,当此区损坏时,则产生拒食现象;⑤胃肠道出血。创伤后应激性溃疡的发生常由下丘脑受损功能不全所致。严重时会因大量呕血或便血,引起出血性休克,有些伤员会出现胃穿孔;⑥嗜睡。当下丘脑后外侧区网状结构系统受损时会出现嗜睡,不能抗拒的睡眠表现,甚至在进食时亦可入睡;⑦呼吸功能障碍。下丘脑后部有呼吸管理中枢,该区受损时会出现呼吸变慢,甚至呼吸停止。

(三)小脑损伤

小脑半球受损主要表现为同侧共济运动障碍和肌张力减低,主要表现为:①步态不稳;②共济运动失调;③联合运动障碍:即协调运动障碍;④平衡不稳;⑤眼球震颤:以水平型眼球震颤为主;⑥言语呐吃:说话不流利;⑦肌张力减低;⑧辨距障碍等。小脑蚓部损伤常出现明显的平衡障碍,蹒跚步态,站立时摇摆不稳。伤员不能站立,甚至不能坐起。小脑蚓部损伤通常无眼球震颤,肌张力和肢体共济运动基本正常。

(四)脑干功能不全

中脑损伤主要表现为同侧动眼神经瘫痪,对侧中枢性面瘫和肢体瘫痪。若中脑网状结构受损时,会出现昏迷,两侧瞳孔散大,四肢痉挛性瘫痪,去大脑强直状态。

1.脑桥损伤 主要表现为:①三叉神经、展神经、面神经、听神经瘫痪,临床可出现双侧瞳孔极度缩小、光反应消失等典型症状;②内侧纵束受损时出现眼球同向运动障碍;③脑桥基底部主要为锥体束受累表现,表现为对侧肢体瘫痪或四肢瘫痪。

2. 延髓损伤　主要表现为：①吞咽神经、迷走神经、副神经和舌下神经瘫痪；②对侧肢体瘫痪或四肢瘫痪；③对侧躯干肢体或全身感觉障碍；④呼吸循环功能紊乱，突出表现为呼吸功能障碍，如呼吸不规则、潮式呼吸或心跳减慢、心律异常，最终呼吸心跳停止。

第二节　颅脑创伤的分级与分类

一、颅脑创伤分级

颅脑创伤分级是一个重要而又复杂的课题，至今仍缺乏一种国际学术界认同的统一分级标准方案。1974—1975 年，英国格拉斯哥大学 Teasdale 和 Jennett 分别提出了格拉斯哥昏迷评分法（Glasgow coma scale，GCS）和格拉斯哥预后评分法（Glasgow outcome scale，GOS），成为颅脑创伤分级概念的雏形，很快被各国学者所接受，并一直沿用至今。随着颅脑创伤研究空间不断拓宽，国内外已有不少学者从不同角度设计出诸多颅脑创伤分级方法，有些方法在临床实践中得到较好验证，尽管并不十分完美，但在各自不同的应用范围内，显露出不同的功能优势，为丰富颅脑创伤临床诊治经验奠定了稳固的理论基础。

（一）分级系统

颅脑创伤分级系统具有多样性，应用原则应体现不同的分级系统满足不同的需要。但是，无论哪一种分级系统都存在一些优点和缺点。①优点：依据分级指导抢救，使治疗和研究更加便捷；为医师和研究者提供容易交流的评估工具；随时反复使用分级工具能及时判断伤病变化；②缺点：没有任何一种分级系统十全十美；需要对专业评估人员进行培训，以确保分级评分的一致性和准确性；对患者进行分级的最佳时机不清楚。

1. 分级目的

（1）通过筛查伤病严重程度，决定治疗方案和预后评估。

（2）根据受伤场地环境（运动场、战场、训练场、灾区）和受伤个体、群体或大规模的灾难性平民伤亡，选择相适应的分级系统。

（3）根据伤者生理学的紊乱程度和伤病性质分拣患者，并确定转送到最适合治疗的医院。

2. 分级内容

（1）损伤严重程度评分：确定患者伤后即刻表现的病情严重程度。

（2）损伤预后评分：评估患者伤后可能会长期遗留的伤残结局。

3. 分级系统类型　目前经常采用的分级系统有病情严重程度分级系统和预后分级系统，前者所包括的各个分级方法皆贯穿 GCS 评分内容，主要用于颅脑创伤患者的急性期评估，重点关注神经功能缺陷，判定功能障碍程度。后者则注重功能恢复效果，在伤病急性期后的评估中占有重要位置。

（1）病情严重程度分级系统

1）GCS 评分：在分级系统中应用最为广泛，根据患者睁眼反应、言语反应、运动反应三个基本要素进行评分，并按照累计得分数值判断意识障碍程度，最高分为 15 分，最低分为 3 分（表 1-1）。分数值越低，预后越差。GCS 评分更适合颅脑创伤成年患者分级判定，对儿童分级有时不适用。评分方法分级缺少瞳孔反应、一侧半球肢体运动、脑干反射等重要评估内容，测试的可信度会受到一定影响；干扰 GCS 分级准确性的因素还有：①患者行气管插管或使用镇静药物、肌肉松弛药物；②伤时患者处于醉酒状态；③受试前患者刚发生癫痫。所以，呼吸和循环复苏后，或者镇静药物与麻醉药物代谢之后的评估结论比较贴近伤病程度的真实客观性。

表 1-1　格拉斯哥昏迷评分（GCS）

睁眼反应	GCS 分值	言语反应	GCS 分值	运动反应	GCS 分值
正常睁眼	4 分	回答正确	5 分	遵嘱动作	6 分
呼唤睁眼	3 分	回答错误	4 分	定位动作	5 分
刺痛睁眼	2 分	词语不清	3 分	肢体回缩	4 分
无反应	1 分	只能发音	2 分	肢体屈曲	3 分
		无反应	1 分	肢体过伸	2 分
				无反应	1 分

2）格拉斯哥-里基评分（Glasgow-Liege scale）：结合 GCS 评分，增加了 5 项脑干反射项目，重点量化分析脑干反射，以此提高分级的准确度，对早期意识完全丧失的患者最为适用。该分级系统预示：脑干反射状态可能是良好预后能力的主要因素。

3）因斯布鲁克昏迷评分（Innsbruck coma scale）：将睁眼、瞳孔检查、眼球活动及位置、运动评分、声音刺激、疼痛反应、躯体位置和口角自动症等 8 个项目均入选评估体系，能够在伤病早期精确地预知不能生存的可能性。

4）利兹昏迷评分（Leeds coma scale）：除包括 GCS 评分项目外，又纳入了年龄、瞳孔反应、颅内压力、收缩压、颅脑外部损伤状况和 CT 检查高密度病灶图像表现等多个变量指标，通过权重这些指标来反映死亡的概率。该方法适合确认重度颅脑创伤患者，可在入院后 12 h 内精确预知患者是否会死亡。分数从 0 到 24 分，最佳评分值为 0 分，最差评分值为 24 分。该方法设计者 Gibson 和 Stephenson 认为，对评分超过 13 分的患者建议不再进行积极治疗。

5）马里兰昏迷评分（Maryland coma scale，MCS）：评定组合包括：①GCS 睁眼、言语、肢体运动反应性；②定向、瞳孔、角膜和对热反射；③诱发反应所需刺激类型和刺激强度；提供了更多关于脑干反射与运动单侧化的信息。Salcman 得出研究结论：患者伤后首日如果 MCS 评分≤35%，说明预后不良。

（2）TBI 预后分级系统

1）GOS 评分系统：1975 年 Jennett 与 Bond 为了建立脑伤预后恢复评价标准，设计出 GOS 评分方法，评分内容包括死亡、持续植物生存状态、严重伤残、中度伤残、恢复良好等五项标准（表 1-2）。传统的 GOS 评分法为 5 分制，分为预后良好和预后不良；中度伤残与恢复良好属于预后良好评分值范畴，预后不良分值涵盖死亡、植物生存状态和严重伤残。由于 5 分制 GOS 评分方法被认为缺乏疗效评估的敏感性，经过修正，又将重度伤残、中度伤残及恢复良好分别再分出较高和较低两个标准，形成满 8 分制的扩展 GOS 评分法（eGOS），改变了原始 GOS 评分的局限性（表 1-3）。eGOS 评分与残疾、精神状态、行为能力相关，美国脑损伤联合会建议预后分级系统评估应包括 eGOS 方法。

表1-2 GOS评分

分值	定义
1分	死亡
2分	持续植物生存状态:患者对外界刺激无应答、无言语,持续数周至数月
3分	严重伤残:有意识但不能自理,患者因身心功能受限,依赖日常护理
4分	中度伤残:可以自理日常生活,患者可使用公共交通工具出行,能够在残疾弱智者福利场所工作;伤残包括不同程度的失语、偏瘫、共济失调、智力或记忆力障碍、人格改变等
5分	恢复良好:重返正常生活;可能遗留轻微的神经或心理障碍;评价结果应包括社会功能

表1-3 eGOS评分

分值	评分标准	分值	评分标准
1分	死亡	5分	高度中度伤残
2分	植物生存状态	6分	低度中度伤残
3分	高度重度伤残	7分	低度恢复良好
4分	低度重度伤残	8分	高度恢复良好

2)伤残分级评分(disability rating scale,DRS):该评分法为30分制评分,包括认知、生活自理、就业能力和GCS评分等诸多评定内容,通常用于评估重度颅脑创伤痊愈率。在测试重度颅脑创伤后的治疗结果方面,DRS比GOS更趋于敏感,被认为是一种有效的预后预测方法。

3)加尔维斯顿定向和遗忘测试(Galveston orientation and amnesia test,GOAT):主要来评估颅脑创伤急性期恢复过程中的认知功能,针对人物、地点和时间的定位,以及对损伤前后事情的记忆进行测试。在损伤后6~12个月,GOAT分数比GCS分数能更好地预测言语和非言语记忆的执行能力。

4)功能状态检查系统:评价颅脑创伤后每日生活活动的变化,与eGOS评分有着很好的相关性,用于评估患者体格、社交和心理状态。

(二)医学分级

颅脑创伤医学分级涉及3个部分:临床分级、CT分级和病理分级。

1.临床分级

(1)临床分级一般分3个等级,每级都整合了GCS标准。分级范围大体与区分伤病类型相对应,有些分级方法纳入项目较多,制定的评判标准比分型更多一些,甚至包括患者各项生命指征和与医疗有关的所有个人信息。

1)Ⅰ级(轻度颅脑创伤):伤时有昏迷,昏迷时间<30 min,头颅CT多次扫描均无异常影像显示。脑震荡是该级别的代表疾病,根据临床表现,又划分为3个级别:轻型脑震荡、中型脑震荡、重型脑震荡。轻型脑震荡一般多无后遗症表现,中、重型可有不同程度的颅脑创伤综合性反应症状。

国外学者多青睐罗伯特·坎图(Cantu)和美国神经外科医师协会(American association of neurological surgeons,AANS)的脑震荡分级法(表1-4)。Cantu分级法偏重于意识丧失,并根据意识丧失持续时间长短,将脑震荡伤级分为中度或重度;而AANS分级法只是在确定重度脑震荡时方考虑意识丧失。虽然目前还没有充分的研究证据来表明哪一种分级方法更出色,但多数人接受AANS分级观点。

表 1-4 脑震荡分级

分级	Cantu 法	AANS 法
Ⅰ级(轻度)	伤后逆行性遗忘<30 min 无意识丧失	伤后短暂神志混乱 无意识丧失 症状在 15 min 内缓解
Ⅱ级(中度)	伤后逆行性遗忘>30 min 但<24 h 或意识丧失<5 min	伤后逆行性遗忘常见 无意识丧失 症状持续时间>15 min
Ⅲ级(重度)	伤后逆行性遗忘≥24 h 或意识丧失≥ 5 min	伤后出现意识丧失,无论持续时间短暂(数秒)还是较长(数小时)

2)Ⅱ级(中度颅脑创伤):伤时有昏迷,持续时间 30～60 min;头颅 CT 检查显示颅内出血或水肿影像,出血病情可随时加重转为重度颅脑创伤。与轻度和重度颅脑创伤相比,中度创伤级别较少见,占所有颅脑创伤的 4%～28%。

3)Ⅲ级(重度颅脑创伤):昏迷时间>1 h 或持续昏迷,伴有生命指征紊乱,头颅 CT 检查提示颅内出血、水肿或脑干部位低密度影像。重度颅脑创伤死亡率较高,发生于脑干创伤死亡率可达 50% 以上。

(2)由于颅脑创伤病情演变有其特殊性,一些国家创伤神经外科对轻型和重型颅脑创伤进一步分级给予足够重视,以便及早采取必要的预防措施,益于制订更加严谨的治疗计划。1993 年 Stein 和 Ross 首次提出将轻型颅脑创伤再分为轻微型和轻型两级,目的是将有可能增加危险因素的患者鉴别出来,及早给予有效防治,把发生危险的可能性降到最低。

1)轻微型:分级要点:①没有意识障碍或健忘;②GCS 评分为 15 分;③机敏反应和记忆力正常;④没有局灶性神经系统功能障碍;⑤没有可触摸到的凹陷性骨折病灶。符合这些要求的患者可以在告知有关颅脑创伤注意事项后,准其回家;但儿童和高龄老人,或者家中没有可靠的护理者,以及患有严重内科疾病需要治疗的这类脑伤患者,都应建议留院观察。

2)轻型:分级要点:①伤后有少于 5 min 的短暂意识障碍,可有健忘;②GCS 评分为 14 分;③机敏反应和记忆力受损;④少有局灶性神经系统功能障碍;⑤可触及到凹陷骨折病灶。此类脑伤患者应当尽快接受 CT 扫描检查,原则上应收留住院。

Stein 在重型颅脑创伤 GCS 评分值基础上确定了严重型和危重型两个分级标准:①严重型,复苏后 GCS 评分 5～8 分;②危重型,复苏后 GCS 评分 3～4 分。1994 年,我国学者在GCS 评分 3～8 分范围内,将重型颅脑创伤(Ⅲ级)划分出 3 个亚型,即Ⅲ1 型(普重型)、Ⅲ2 型(特重型)、Ⅲ3 型(濒死型),并且评分标准加入呼吸、脉搏、血压生命体征和瞳孔变化等重要变量指标,区别相互间病情严重程度的级别差异比单独应用 GCS 评分更有临床说服力。

2.CT 分级 美国 Marshall 于 1992 年提出 CT 征象用于颅脑创伤分级的观点。随着 CT普及应用,影像信息对颅脑创伤分级起到了不可替代的重要作用,大大提高了分级系统评价的准确性。Marshall 和 Gennarelli 等把颅脑创伤 CT 影像特征与 GCS 评分实行整合,建立了CT 分级系统,彰显作用性与其他分级系统同等重要。

Marshall 的 CT 分级方法基于局灶性血肿范围、脑池改变和中线结构移位三种图像表现,对脑损伤进行分级,认为 CT 图像显示脑池消失、中线结构移位>5 mm 预示伤情非常严重。Gennarelli 等着重分析脑伤病灶局限和弥漫的影像状况,同时参考患者意识障碍时间进行评定级别。

颅脑创伤动态变化过程无任何规律性,而 CT 影像特征却只能说明在很短的某一时间段内脑伤实际情况，早期 CT 扫描可能会低估脑损伤的严重性，因此，应用 CT 影像分级方法应考虑到这一缺欠。个体化 CT 特征和死亡率密切相关，反复影像检查能够及时反映有价值的病情变化信息，这是 CT 分级最大的优势。然而，在可能会经常发生分级错误、预后相关性不确定，以及获得影像最佳评估时间等方面，CT 分级却存在缺点，是今后需要给予关注的研究课题。

3. 病理分级　迄今为止，还没有一种病理分级能够直接表达脑损伤各个阶段病理改变与相对应的临床征象之间的相互关系，因此，绝大部分临床分级与病理分级无从对应。

病理分级是从组织细胞学的微观视角解释病变损伤程度，并将预后评估紧密地联系起来。1989 年 Adams 首先提出脑弥漫性轴索损伤(diffuse axonal injury，DAI)病理程度分级方法(表 1-5)，DAI 病理分级程度愈高，预后则愈差，意味着脑损伤患者昏迷时间就越长，死亡率、致残率和植物生存率也越高。这一结论在一组 122 例尸检 DAI 病理研究中得到证实，其中Ⅰ、Ⅱ、Ⅲ级分别为 10 例、29 例、83 例。

表 1-5　弥漫性轴索损伤病理程度分级

分级	Ⅰ级	Ⅱ级	Ⅲ级
显微镜下所见	大脑半球、胼胝体、脑干以及小脑出现 DAI，但无其他病理形态学变化	除Ⅰ级病理程度外，胼胝体有组织撕裂局灶性出血和坏死	除Ⅱ级病理程度外，脑干上端背外侧有组织撕裂局灶性出血和坏死

理想的分级方法不仅要全面反映脑伤轻重和伤病动态变化过程，而且对预后评估也应具有重要指导意义，尽可能做到一致、直接并可信。到目前为止，国内外学者阐述的分级方法种类很多，有些经过改进后被积极采用，有的则没有普及，若能将这些尚须得到循证医学证据支持的分级方法做进一步补充修改、整合，有助于颅脑创伤分级系统日臻完善。

二、颅脑创伤分类

颅脑创伤分类方法多样化，可以从脑伤解剖部位、病理改变、损伤机制、致伤物质、伤后时间、头颅影像特征以及 GCS 评分等方面对受伤的头皮、颅骨、脑膜、脑血管和脑组织进行分类，选择不同的参考条件可以得到不同方式的颅脑创伤分类概念。

(一)按创伤部位和病理分类

1. 头皮创伤

(1)头皮血肿。

(2)头皮挫裂伤。

(3)头皮撕脱伤。

2. 颅骨创伤

(1)颅盖骨骨折。

(2)颅底骨骨折。

3. 脑膜创伤

(1)硬脑膜创伤。

(2)软脑膜创伤。

4. 脑创伤

(1)原发性脑创伤。①脑震荡；②脑挫裂伤；③原发性脑干创伤；④弥漫性轴索创伤。

(2)继发性脑创伤。①脑水肿；②颅内血肿；③继发性脑干创伤。

（二）按闭合性和开放性创伤分类

头颅受到外力打击后，各解剖部位是否发生闭合性或开放性创伤，需要根据受伤部位各组织层次具体损害程度加以鉴别。例如：头皮裂伤伴有颅骨骨折，硬脑膜尚未破损，头皮与颅骨伤称为开放伤；针对脑组织而言，则称之为闭合性脑创伤。反之，硬脑膜破裂为开放性脑创伤。

1.闭合性颅脑创伤　泛指不伴有头皮全层裂开的头皮、颅骨、脑膜、脑组织的一类创伤。

（1）头皮创伤：受伤头皮仍保持全层结构完整性。

1）头皮血肿：根据血肿存在的解剖位置，头皮血肿分为三种类型：①皮下血肿。皮肤层及皮下组织层与帽状腱膜层之间出血；②帽状腱膜下血肿。帽状腱膜下层与颅骨骨膜层之间细小动脉血管破裂出血，形成易于扩散蔓延的血肿包块；③骨膜下血肿。多因颅骨板不全或完全折裂，骨折线锐利边缘刺破通过颅骨板微小孔隙的导血管或板障静脉引发出血，在骨膜层与颅骨外板之间形成血肿。

2）头皮挫伤：头皮肿胀，皮肤与皮下组织层淤血。

（2）颅骨骨折：骨折病灶被头皮组织完整覆盖。

1）颅盖骨折：按骨折线形状有三种类型之分：①线形骨折（包括外伤性颅缝分离）；②凹陷性骨折；③粉碎性骨折。

2）颅底骨折：见于远离鼻窦或外耳道的颅底骨创伤，不伴有脑积液耳或鼻漏，CT 扫描无颅内积气影像。

（3）脑膜创伤：硬脑膜和软脑膜创伤导致血管破裂，出现硬膜外出血、硬膜下出血或蛛网膜下隙出血。

（4）脑创伤：传统分为脑震荡、脑挫裂伤和颅内血肿，也有将脑干损伤、弥漫性轴索损伤和创伤性脑水肿归入该分类中；按照原发性脑创伤和继发性脑创伤，又将这些伤病分为两大类。

1）原发性脑创伤：为暴力直接打击头颅造成的脑伤害。包括四种类型疾病：①脑震荡。为颅脑创伤中最轻的一类脑创伤；②脑挫裂伤。本病又可分为脑挫伤（脑皮质脑回轻度受累，可有较轻充血、淤血，皮质或皮质下散在或聚集的小出血点，而软脑膜完整）和脑裂伤（脑组织除有挫伤病理改变外，尚有肉眼可见的软脑膜、脑组织、脑内细小血管破裂，可累及深部脑组织），伤情较重两者同时存在，不易区分，俗称脑挫裂伤；③原发性脑干创伤。伤后即刻发生的脑干挫伤，可伴有小的出血灶；④弥漫性轴索损伤。为剪应力引起的广泛性脑白质神经轴突损害。

2）继发性脑创伤：头颅遭受暴力打击一定时间后，损伤的脑组织和血管继发形成脑水肿或颅内血肿，促使颅内压力增高，引起脑疝再压迫损伤的脑组织，包括三种类型疾病：①脑水肿。是指脑组织内环境受到破坏所引起的脑容积增大和重量增加的一种继发性病理改变，1967 年 Klatzo 将脑水肿分为血管源性（细胞外水肿）和细胞毒性（细胞内水肿）两种类型，经过对脑水肿发病机制和不同时期脑神经细胞水肿病理变化加深研究，在 Klatzo 分类基础上，又新增渗透压性和间质性脑水肿（表 1-6）；②颅内血肿。按照出血部位分为硬膜外血肿、硬膜下血肿、蛛网膜下隙出血和脑内血肿四种类型，根据血肿形成时间，又有特急（<3 h）、急性（3 d以内）、亚急性（3 d～3 周）、慢性（>3 周）之分；③继发性脑干创伤。因脑挫裂伤造成脑内血肿、脑水肿、脑肿胀，引起颅内压力增高，形成脑疝压迫脑干，使其发生缺血性损害。

表 1-6　创伤性脑水肿分类及鉴别要点

鉴别要点	水肿类型			
	血管源性	细胞毒性	渗压性	间质性
水肿液成分	血浆渗出液	血浆超滤液水和钠增加	血浆超滤液	脑脊液
水肿位置	脑白质、细胞外	脑灰质、白质(邻近)、细胞内	脑灰质、细胞内;脑白质、细胞外	脑室旁白质、细胞外
血-脑脊液屏障	破坏	正常	正常	正常
出现时间	伤后 30 min 至数小时(48~72 h 达高峰)	伤后 24 h 内	脑损伤亚急性期	脑损伤后期或恢复期
CT 所见	脑白质低密度,也可增强	脑灰质、白质低密度	正常	脑室扩大,其周围白质低密度

2.开放性颅脑创伤　开放性颅脑创伤,又分为开放性颅伤和开放性脑伤,后者诊断完全取决于硬脑膜完整性,所以硬脑膜是辨别开放性颅脑创伤最重要的组织分界层面。

(1)开放性颅伤:头皮或与颅骨同时完全断裂,而硬脑膜则完好无损。

1)头皮裂伤:头皮组织各解剖层全部挫碎及裂开。

2)头皮撕脱伤:头皮皮肤层、皮下组织层连同帽状腱膜一起在帽状腱膜下层撕脱。根据撕脱皮瓣基底与相邻的组织结构连续性,分成两个类型:①不完全撕脱伤。即撕开的皮瓣尚有一部分基底组织与帽状腱膜下层或骨膜层相连,保留部分血供;②完全撕脱伤。皮瓣已经离体,与骨膜层断绝了任何联系,颅盖骨充分暴露。

3)颅盖骨骨折:骨折线通过头皮裂伤口与外界沟通。

4)穿入性骨折:投射物或锐器的作用力集中在颅骨一点,游离小骨片进入颅内,但未伤及硬脑膜。

(2)开放性脑伤:分为外开放性脑创伤和内开放性脑创伤两种类型。

1)外开放性脑创伤:头皮与颅骨各自全层结构同时断裂,并伤及硬脑膜,颅腔内环境借助伤道与外界相通的一类脑创伤。

2)内开放性脑创伤:外力作用虽未造成头皮和颅盖骨开放伤,但却伤及颅底骨及覆盖其上的硬脑膜,发生颅底骨骨折和硬脑膜裂伤,颅内蛛网膜下隙经鼻腔或中耳与外界相通,可伴有脑积液耳或鼻漏,CT 扫描能够显示颅内积气影像。

(三)按创伤机制分类

1.直接外力作用的脑创伤

(1)加速性直线运动脑创伤:是指静止状态下的头颅受到外力打击所引起的脑伤害。外力促使头部迅速沿作用力方向直线加速运动,刹那间脑组织也在颅腔内由静止转为急速运动,脑受力点和对冲部位受到挤压、撕脱、牵拉,发生加速性损伤。此类脑创伤以冲击伤居多,损伤范围局限,见于局灶性脑挫裂伤。

(2)减速性直线运动脑创伤:为运动的头部与静止的物体碰撞后受到的损伤。做直线运动的头颅与固定硬物相碰撞,头部运动受阻停止,脑在瞬间由高速减至为零的惯性运动中遭受减速性创伤,多以皮质区域对冲性伤害为主,病变波及范围较广,呈多发病灶,常见于广泛性脑挫裂伤。

(3)角加速运动脑创伤:外力在脑矢状面产生角加速度,引起脑皮质与皮质下脑组织运动互不一致，皮髓之间彼此相对移位，产生剪应力造成脑损伤，Macpherson等称之为居间性脑挫裂伤。本伤易发生在背侧丘和下丘脑部位，属于弥漫性轴索创伤。旋转加速运动引起的脑损伤要比直线加速运动严重，因为这种运动受力形式通常是多轴性的。

（4）挤压性脑创伤：头颅同时受到两个或两个以上，且方向相对的外力挤压变形，脑组织多个部位受力，由于不存在加速或减速作用机制，故对脑组织不产生对冲性伤害。脑中线结构受损严重是本病特点，脑干向下移位，中脑和延髓分别在小脑幕裂孔和枕骨大孔处嵌顿，危害颅底多组脑神经，易出现霍纳综合征（Horner syndrome）、偏瘫和四肢瘫痪等体征。

2. 间接外力作用的脑创伤

（1）合并脊髓上段损伤的脑创伤：高处坠落足跟或臀部首先着地，强大的冲击力经脊柱上传至头部。外力惯性作用使颅颈交界处强烈过屈或过伸运动，产生的剪应力不仅使关节、韧带、骨与脊髓上段受伤，而且还容易造成枕骨大孔和邻近颅底骨线形或环形骨折，同时也会伤及后颅窝脑神经和脑干，脑内剪应力又会使脑实质发生弥漫性轴索创伤。

（2）挥鞭样脑创伤：躯体某一部位受到撞击瞬间发生快速运动，随后又带动头部过度摆动，整个力的作用机制传递过程类似"甩鞭"动作轨迹，间接传递到头颈，引起颈部过伸或过屈，出现颈椎脱位、骨折、颈椎椎间盘突出以及高位脊髓受伤。头颅甩动惯性使脑组织产生旋转加速运动，脑皮质表面与相邻的颅骨内板和脑镰摩擦，形成脑震荡和脑挫裂伤，甚至可以撕裂细小血管导致硬膜下血肿。

（3）爆炸气浪震动作用脑创伤：爆炸气浪引起的颅脑创伤，是高压气浪震动压差对全身损害的局部表现之一，它可以造成一般颅脑创伤时所能发生的任何一种原发性或继发性脑伤病变。

（4）胸部挤压伤性脑综合征（创伤性窒息）：胸部受到严重挤压时，声门突然紧闭，气管和肺内的气体不能排出，使胸腔内压力急剧升高，高压力传至纵隔的上下腔静脉，出现面、颈、上胸部皮肤青紫淤血和眼结膜下出血；压力继续向上传递到颅内，还可以导致颅内压力增高，引发脑内出血，发生缺血缺氧性脑肿胀。

（四）按致伤物质分类

1. 非火器性损伤

（1）硬器伤：主要指锐器伤和钝器伤，皆可造成开放性或闭合性颅脑创伤。

（2）撞击伤：高处坠落、跌倒、交通事故为常见致伤原因，头部与硬物相互碰撞可以引起颅脑开放性或闭合性创伤。

（3）电击伤：作用广泛，深在，头皮与颅骨焦化，伤灶还可能深达硬脑膜，形成开放性创伤。

（4）化学伤：强酸强碱化学物质能够快速腐蚀头皮，伤及头皮组织层较深，创伤部位组织蛋白凝固变性坏死。

（5）热灼伤：见于高温液体或气体烫、熏致伤，多发生在头皮浅部，以组织充血、水肿为主，多累及部分头皮质次，全层大面积灼伤少见。

2. 火器性损伤 根据枪弹射伤头颅解剖部位，火器性损伤主要分为三类。

（1）头皮软组织损伤：主要伤及颅外软组织，颅骨及硬脑膜保持完整，伤口与伤道局限于头皮软组织中。

（2）颅脑非穿透伤：头皮各层软组织和颅骨损伤，伴开放性颅骨骨折，而硬脑膜完整。

（3）颅脑穿透伤：此伤颅腔开放，脑与外界相通，属于开放性创伤。按飞射物与伤道关系，穿透伤又分为四种损伤类型。

1）切线伤：飞射物呈切线穿越颅脑浅部飞向颅外，在头皮、颅骨和浅层脑组织形成沟槽状伤道。

2）反跳伤：飞射物穿入颅内，受到射入口对侧颅骨的阻碍变换方向，呈角度反跳停留在原伤道以外的脑组织内，构成复杂伤道；此伤只有射入口，无射出口。

3）非贯通伤（盲管伤）：飞射物穿透颅外软组织、颅骨、脑膜，进入颅内并停留在伤道远端内，只有射入口，无射出口。

4）贯通伤：飞射物穿出颅腔，伤道贯穿颅腔，有射入口和射出口。

（五）按创伤程度分类

1.1960 年，我国首次制订出符合我国颅脑创伤流行病学和伤情实际情况的分类方法，分类主要根据临床症状、生命指征、伤后意识状态及意识丧失持续时间，将颅脑创伤分为轻、中、重三型，几经改进又增添特重型，用于闭合性颅脑创伤分类。

（1）轻型

1）昏迷时间：0～30 min。

2）神经系统：无神经系统阳性体征。

3）生命指征：体温、呼吸、脉搏及血压均无改变。

此类创伤常见于单纯脑震荡，无或有颅骨骨折，脑积液可正常。

（2）中型

1）昏迷时间：昏迷时间<12 h。

2）神经系统检查：有轻度的神经系统阳性体征。

3）生命指征：体温、呼吸、脉搏及血压有轻度改变。

此类损伤多为轻度脑挫裂伤，一些患者伴有颅骨骨折和/或蛛网膜下隙出血，但无脑受压。

（3）重型

1）昏迷时间：昏迷时间>12 h，意识障碍逐渐加重或出现再昏迷，可表现深昏迷。

2）神经系统检查：有明显的神经系统阳性体征。

3）生命指征：体温、呼吸、脉搏及血压显著异常。

此类损伤包括广泛脑挫裂伤、颅骨骨折、脑干创伤，并可继发颅内血肿。

（4）特重型

1）昏迷：呈深昏迷状态。

2）神经系统检查：伤后已有明显脑疝，并出现双瞳孔散大、去皮质强直体征。

3）生命指征：严重紊乱甚至呼吸已经停止。

此型多伴有其他部位严重脏器损害和休克。

意识障碍程度与脑伤严重性呈正相关，是脑伤轻重分类不可缺少的评定标准，Teasdale 和 Jennett 基于 GCS 评分，侧重结合颅脑伤后意识障碍持续时间长短，提出了急性颅脑创伤分类方法，分数值越低，预示意识障碍程度越重，<8 分的患者昏迷持续时间可超过 6 h 以上，视为重度颅脑创伤（表 1-7）。

表 1-7　格拉斯哥急性颅脑创伤分类

项目	分类		
	轻度	中度	重度
GCS 分值	13～15	9～12	3～8
意识障碍持续时间	<20 min	20 min～6 h	昏迷或再昏迷 6 h 以上

2. GCS 评分法对修订我国颅脑创伤分类与分型方案起到了积极的推动作用。在 1997 年全国第二届颅脑创伤学术研讨会上,中华医学会神经外科分会以 1977 年修订的闭合性颅脑创伤分类方案为基础,引入 GCS 评分标准,制订出我国急性闭合性颅脑创伤分类、分型修改草案。

(1)轻型

1)伤后昏迷:昏迷时间<30 min,GCS:13～15 分。

2)临床症状:有头痛、头晕、恶心、呕吐、逆行性健忘,神经系统检查无明显阳性体征。

3)CT 检查:无异常发现。

4)腰穿:脑脊液压力及化验检查正常。

(2)中型

1)伤后昏迷:昏迷时间<12 h,GCS:9～12 分。

2)临床症状:有头痛、头晕、恶心、呕吐、有或无癫痫,神经系统检查有肢体瘫痪及失语,有轻度脑受压及生命体征改变。

3)CT 检查:可有局限性小出血及血肿,也可显示脑水肿,中线结构移位<3 mm。

4)腰穿压力中度增高,为 200～350 mmH$_2$O,脑脊液中含血。

(3)重型

1)伤后昏迷:昏迷时间>12 h,GCS:6～8 分。

2)临床表现:有偏瘫,失语或四肢瘫痪,有脑受压及生命体征改变。

3)CT 检查:有蛛网膜下隙出血及脑内散在出血灶,血肿>60 mL,脑池变窄或封闭,中线结构移位>3 mm。

4)颅内压力显著增高在 350 mmH$_2$O 以上,血性脑脊液。

(4)特重型

1)伤后昏迷:昏迷时间>12 h 或持续昏迷,GCS:3～5 分。

2)临床表现:已有脑疝、四肢瘫痪、脑干反射消失。

3)CT 检查:有广泛蛛网膜下隙出血,颅内血肿或大面积脑梗死,环池封闭,中线结构移位 5～10 mm。

4)颅内压力严重增高,>500 mmH$_2$O,血性脑脊液。

(六)按 CT 影像特征分类

CT 已成为当今颅脑伤后必不可少的重要辅助检查手段,不仅为临床诊断提供了准确的影像证据,同时也为颅脑创伤分类研究增添了新的内容。颅脑创伤的 CT 影像分为局灶性损伤和弥漫性损伤两类,所有的 CT 分类方法都是围绕颅内病灶类型、出血量及部位、中线结构移位、基底池受压改变和蛛网膜下隙出血等影像特征设计获得的。Marshall 等根据创伤性昏迷数据库(TCDB)的资料,重新制定了颅脑创伤的 CT 分类法,着重细化弥漫性脑创伤的分类(表 1-8)。

表 1-8　Marshall CT 分类

分类	定义
弥散性损伤 Ⅰ	CT 检查未见明确病灶
弥散性损伤 Ⅱ	基底池存在,脑中线移位 0~5 mm,和/或有病灶出现,但高密度或等密度病灶<25 mL,可能合并骨片或异物
弥散性损伤 Ⅲ(肿胀)	基底池受压或消失,脑中线移位 0~5 mm,高密度或等密度病灶<25 mL
弥散性损伤 Ⅳ(移位)	脑中线移位>5 mm,且高密度或等密度病灶<25 mL
可清除的病灶	任何需要手术清除的病灶
不可清除的病灶	高密度或等密度病灶>25 mL,但不需要手术清除

北京天坛医院神经外科曾对国内外大量颅脑创伤 CT 影像资料进行统计分析,研究表明,伤后患者 CT 显示中线移位>5 mm、基底池受压或消失、脑室内出血、创伤性蛛网膜下隙出血等因素和死亡显著相关,死亡率最高,并将具有这些 CT 表现的脑伤列入重型或严重型颅脑创伤类型之内。

另有国内学者通过整合 CT 颅内局灶性血肿量和部位,以及蛛网膜下隙出血范围的征象,并融入 GCS 评分,对创伤性颅内血肿和蛛网膜下隙出血给予分类,有一定实用性,值得借鉴。

1. 轻型

(1)颅内血肿(硬膜外、硬膜下、脑实质内)

1)GCS 计分:15 分。

2)CT 影像:幕上血肿量<10 mL,幕下血肿量<2 mL。

(2)蛛网膜下隙出血

1)GCS 计分:15 分。

2)CT 影像:纵裂后半有出血。

2. 中型

(1)颅内血肿(硬膜外、硬膜下、脑实质内)

1)GCS 计分:9~14 分。

2)CT 影像:幕上血肿量 10~30 mL,幕下血肿量 3~10 mL。

(2)蛛网膜下隙出血

1)GCS 计分:9~14 分。

2)CT 影像:纵裂全程出血,侧裂单侧少量出血。

3. 重型

(1)颅内血肿(硬膜外、硬膜下、脑实质内)

1)GCS 计分:6~8 分。

2)CT 影像:幕上血肿量>30 mL,不超过 80 mL,幕下血肿量>10 mL,不超过 20 mL。

(2)蛛网膜下隙出血

1)GCS 计分:6~8 分。

2)CT 影像:双侧或单侧侧裂池出血及下隙(纵裂)出血。

4. 特重型

(1)颅内血肿(硬膜外、硬膜下、脑实质内)

1)GCS 计分:3~5 分。

2)CT 影像:幕上血肿量>80 mL;幕下血肿量>20 mL。

(2)蛛网膜下隙出血

1)GCS 计分:3~5 分。

2)CT 影像:脑室内、双侧裂池、环池、四叠体池、鞍上池出血。

经过半个多世纪努力探究,颅脑创伤分级与分类理念正在不断更新完善,不仅使专科医生准确判断伤病严重性,评估预后,识别伤病类型和开展有效救治工作的水平得到前所未有的提高,而且在创伤领域中逐渐形成一个颅脑创伤分属归类的独立信息库,为国内外创伤神经外科学术交流搭建一个共享的颅脑创伤信息平台。

第三节　颅脑创伤的院前急救和急诊室处理

颅脑创伤严重威胁人类健康,一个半世纪以来,尽管其死亡率已有显著下降,但重型颅脑创伤的死亡率依然维持在 35% 左右。有分析认为,2020 年颅脑创伤有可能超过癌症和心脑血管疾病成为全世界第一大死亡原因。在颅脑创伤患者的救治过程中,及时有效的院前急救、迅速合理的急诊室处理是提高救治水平的关键。和平时期颅脑创伤的主要致伤原因是交通意外,约占所有颅脑创伤的 60% 左右,因此也是本节论述的重点;而战时的颅脑贯通伤、暴震伤等特殊类型创伤的院前急救和急诊室处理不在本文的论述范围。

颅脑创伤发生后,脑组织创伤可分为原发性创伤和继发性创伤。原发性脑创伤发生于外部暴力作用的瞬间,是颅脑创伤病理生理改变的基础,其特点和严重程度由致伤因素和机制决定,仅能采取相应措施预防和后续治疗;而继发性脑创伤是在原发性创伤基础上,继发出现的神经病理改变,是医疗救治的重点。导致继发性脑创伤的主要原因可归结为局灶性因素(如血液刺激、脑挫裂组织水肿及颅内压增高等)和系统性因素(如休克、低氧血症等)。故院前急救和急诊处理的关键是治疗原发性创伤、阻断或减少继发性脑创伤的进展,保护脑组织。

一、颅脑创伤患者的院前急救

院前急救的目的是迅速解救伤员并安全转移至救治医院。中国的院前急救主要由 120 急救人员和现场非专业人员共同完成;而欧美等发达国家都已建立了专门的救治机构,通过完善现场抢救体系,降低颅脑创伤的病死率,提高患者的生存质量。国内外专家们一致认为颅脑创伤患者伤后 1 h 内应得到救治,并将伤后医疗救治的时间作为衡量创伤救治水平的重要指标。各国现场抢救的时间不尽相同,日本的大阪市救护人员可在接到报告后的 4 分 30 秒内到达现场实行抢救。部分发达国家使用的直升机创伤救治系统(HEMS),缩短了危重症创伤患者的转运时间,显著提高了院前救治的效率。美国耶鲁大学急救中心将患者送达医院后接受救治的时间规定为半小时,并将之称为"黄金时间"。参考 2007 年美国创伤学会制定的《院前急救指南》,现将颅脑创伤院前急救要点列表简述如下(表 1-9)。

表 1-9　颅脑创伤院前急救要点

项目	要点
机体氧合状态和血压监测	持续监测血氧饱和度和血压
	避免低氧血症($SpO_2 < 90\%$)和低血压(收缩压< 90 mmHg)
神志状态观测	经过专业培训的医务人员进行 GCS 评分
	机体充分复苏后(气道、呼吸和循环)再次 GCS 评分
	应用镇静药或肌松药之前再进行 GCS 评分
瞳孔特征观测	要点事故现场及时记录双侧瞳孔的形状、大小及直接和间接对光反射
	机体充分复苏后再次准确检查、记录瞳孔特征
	记录眼球、眼眶及眶周组织的外伤状况
维护气道、通气、氧合	重型 TBI 患者或持续吸氧仍低氧血症者需建立人工气道,避免血氧饱和度(SpO_2)$< 90\%$
	监测血压、SpO_2,气管内插管后需监测呼气末二氧化碳分压($ETCO_2$)
	通过双肺听诊或测量 $ETCO_2$,判断插管后导管的位置是否正确
	避免过度通气(避免 $ETCO_2 < 35$ mmHg)
	城市道路转运时,对自主呼吸存在且 $SpO_2 > 90\%$ 的患者不建议使用肌松剂和气管内插管
复苏治疗	对低血压患者静脉输注平衡盐溶液复苏
脑疝防治	重型 TBI 患者避免预防性应用过度通气($PaCO_2 < 35$ mmHg)
	密切观察脑疝的临床体征:GCS 评分变化;瞳孔特征变化;神经系统体征变化
	对于生命体征稳定的脑疝患者,可适当过度通气($ETCO_2$ 控制在 $30 \sim 35$ mmHg)
	过度通气呼吸频率设定:成人为 20 次/min;儿童为 25 次/min;婴儿为 30 次/min

　　颅脑创伤的院前急救的原则可概括为:迅速现场解救、维持生命体征、避免继发损伤以及快速安全转运。高碳酸血症、低血压、低氧血症的严重程度与患者的伤情及预后密切相关。颅脑创伤患者院前早期气管内插管辅以机械通气治疗可以减少高碳酸血症和低血氧的发生率,显著改善患者的预后,因此,对于 GCS ≤ 8 分的患者须尽早气管内插管,机械通气辅助呼吸,并持续监测脉搏、血氧饱和度,避免高碳酸血症和低氧血症的发生。重型颅脑创伤患者合并低血压时死亡率增高 1 倍,对于此类患者在采用加压包扎等方法止血后,应持续监测血压并尽早开始静脉补液治疗,同时积极寻找出血源,必要时输血以维持患者血压。对于伤情不明的患者,在事故现场解救出伤员后,需立即固定颈椎,以防在转运患者的过程中继发脊髓损伤。

　　在救治患者的同时,急救人员应尽可能详细记录相关的致伤因素及受伤过程。以交通伤为例:患者是否使用安全带、是否被甩出车外、方向盘是否弯曲、风挡玻璃是否有特征性的破损等现场有价值的信息,将为救治医生准确判断患者伤情、明确诊断提供更全面的线索(表 1-10)。

表 1-10　致伤相关因素及可能合并的创伤类型

致伤相关因素	可能合并的创伤类型
汽车受到前方撞击	颈椎损伤
方向盘弯曲	前胸壁多发骨折
仪表盘有膝盖撞击痕迹	心肌挫伤

致伤相关因素	可能合并的创伤类型
前风挡玻璃牛眼样破碎	血气胸
	创伤性主动脉破裂
	肝脾破裂
	膝盖或髋骨骨折/脱位
汽车侧方受到撞击	对侧颈部扭伤
	颈椎骨折
	胸侧壁骨折
	血气胸
	创伤性主动脉破裂
	膈肌破裂
	创伤性膈疝
	肝脾肾破裂
	骨盆/髋臼骨折
汽车后方受到撞击	颈椎损伤
	颈部软组织损伤
患者被甩出车外	全身各种严重的损伤
行人受到汽车撞击	肋骨骨折
	创伤性主动脉破裂
	腹腔脏器损伤
	骨盆/肢体骨折

二、颅脑创伤患者的急诊室处理

颅脑创伤患者的急诊室处理要求快速、准确、全面。根据大量的临床实践经验结合相关循证医学证据，颅脑创伤患者的急诊室处理分为初步诊查（primary survey）和深度诊查（secondary survey）。

（一）初步诊查

初步诊查是指在颅脑创伤患者送达急诊室后，医护人员立即对伤情进行的分析判断与处置，其目的是为了快速了解伤情，及时处理致命病症，它既是急诊室诊断的开始，也是进一步救治患者的基础。为了防止疏漏，可按照英文字母"ABCDE"顺序进行（表1-11）。

表1-11　急诊室初步诊查要点

A. 呼吸道

评估气管开放程度，是否可以为机体充分提供氧合

保证呼吸道通畅

确保颈椎中立位（避免颈椎损伤）

B. 呼吸

高流量吸氧

(续表)

评估胸部损伤及程度

专科处理：张力性气胸、血胸、连枷胸、心包填塞

C. 血液循环

是否存在明显外出血

观察皮肤色泽、温度和周围毛细血管充盈状态

观测记录脉搏、心律、血压

观察颈部血管充盈状态

D. 神经功能障碍

GCS 评分观察神志变化

检查瞳孔形态、大小及对光反射

检查是否存在脑疝及脊髓损伤的体征

E. 暴露

充分暴露患者身体，便于全面体格检查

注意保暖，避免低体温

1. 呼吸道（airway，A）　患者呼吸道通畅情况的评估。清除阻塞患者呼吸道的分泌物、异物（可能脱落的义齿）、胃内容物及血块。颅脑创伤后意识障碍严重（GCS≤8 分）的患者应尽早进行气管内插管或气管切开，并进行机械通气辅助呼吸。合并面部及气管损伤的患者，可以适当放宽气管内插管的临床指征。进行气管内插管时，对可能合并颅底骨折的患者，禁止采用经鼻插管，仅可选择经口途径。此外，在插管操作过程中应确保颈椎中立位，以防可能的颈椎损伤。

2. 呼吸（breathing，B）　患者呼吸功能的评估。观察患者双侧胸廓是否对称，呼吸动度是否一致，双肺呼吸音是否存在。若患者出现连枷胸、气胸、血气胸表现应立即予以吸氧及其他专科处置，并纠正低氧血症及高碳酸血症。注意应保证患者血 CO_2 浓度在适当范围（动脉血 CO_2 分压在 30～35 mmHg），浓度过高可能增加颅内压，过低可能导致脑供血不足。循证医学研究显示，预防性过度通气导致血 CO_2 的浓度过低，将增加颅脑创伤患者的死亡率。

3. 血液循环（circulation，C）　患者循环功能的评估。立即检查并记录患者血压、心率，必要时可予以持续动脉压监测。若患者存在活动性出血（如头皮挫裂伤），应立即采取加压包扎、缝合等措施止血。对于体表无明显损伤出血而血压下降、心动过速，尤其是经补液扩容治疗后血压仍无明显升高的患者须高度警惕胸、腹脏物损伤等机体其他深在部位的出血。对于伤情严重的患者，在密切监测血压的同时应积极建立经脉输液通道，若血压下降，可进行静脉补液治疗，以维持正常血容量（避免收缩压＜90 mmHg）。

颅脑创伤患者出现血压增高、脉压差增大、脉搏徐缓、呼吸深慢等 Cushing 综合征表现，则应警惕颅内压的增高。延髓功能衰竭的濒临死亡患者也可出现心动过缓。低血压伴心动过缓多提示神经源性休克，常与脊髓损伤相关，此时低血压的治疗主要以升压药物为主，而非大量静脉补液。

4. 神经功能障碍（disability，D）　患者神经功能的评估。患者生命体征稳定后，应迅速开始神经系统检查。包括 GCS 评分、颅神经、感觉和运动功能检查。需要注意的是低血压休克可导致患者意识不清，只有经抗休克治疗后进行的 GCS 评分才能够正确反映患者神经系统

损伤所致的意识障碍。此外,饮酒、吸毒、伴复合伤等因素也可能影响神经系统功能的评估。创伤所致的痫性发作后出现的神经功能障碍会持续数分钟至数小时,须与原发或继发脑创伤所致的神经功能障碍相鉴别。

5. 暴露(exposure,E) 其他合并损伤的评估。对于神志不清、受伤机制不明的颅脑创伤患者,为了全面评估受伤状况,需充分暴露观察患者全身,以避免体格检查疏漏。仔细检查患者颅面部是否有压痛及畸形。注意固定患者颈部,并采用滚木式平衡翻身法侧翻患者,充分暴露背部,并仔细触诊脊柱是否存在压痛和畸形。在暴露检查中应注意保暖,避免体温过低。

(二)深度诊查

1. 病史采集 病史采集对患者伤情的判断及治疗方案的选择尤为重要。应充分向患者、家属、现场急救人员采集患者的病史并客观记录病史,以便评估病史的准确性。为了避免疏漏,可按英文"AMPLE"的字母顺序采集病史,即过敏史(allergies,A)、用药史(medications,M)、既往史(孕龄妇女含妊娠史)(past medical history,P)、最近进食史(last meal,L)、受伤经过(events,E)。注意不要忽视受伤过程及事故现场的信息采集。此外,患者病情进展的状况也是判断伤情的重要线索,例如:典型的硬膜外血肿意识障碍的演变过程表现为:昏迷-中间清醒期-昏迷,即患者伤后因原发性脑创伤较轻,出现短暂昏迷后神志恢复,但伴随硬膜外血肿量逐渐增多,患者因出现脑疝而再次昏迷。

2. 全身体格检查 首先再次评价患者的意识状态,在行 GCS 评分之前须确保患者无低血压或使用可能影响神志判断的药物。需要强调的是,复苏后生命体征平稳下的 GCS 评分才对患者预后判断有价值。GCS 评分后面加上"T"则代表患者已行气管插管,无法行语言评分。如果带气管内插管到达急诊室,呼唤睁眼,刺痛定位,则 GCS 评分为 8T。此外,GCS 评分以每项最佳评分为准,如患者一侧出现去皮质状态、对侧出现去脑强直,则运动项目评分为 3 分,而非 2 分。复苏后患者的 GCS 评分下降,高度提示继发性脑创伤。因此,在复苏过程中应多次对患者进行 GCS 评分。GCS 评分中运动评分较为准确,与患者病情及预后密切相关,应予特殊重视。

应仔细检查患者头部是否有头皮损伤、血肿、头颅凹陷变形。再次检查瞳孔及眼球各向运动并摘除隐形眼镜。瞳孔大小、对光反射情况及患者年龄是判断患者伤情及预后的重要指标,眼外伤后若出现同侧瞳孔散大,直接对光反射消失、间接对光反射存在,提示伤眼原发性视神经损伤;无明显眼外伤患者,单侧瞳孔散大、对光反射减弱或消失,则高度提示同侧海马沟回疝。若患者一侧眼睑下垂、瞳孔散大、眼球外展外斜固定,则提示动眼神经损伤。双侧瞳孔散大见于缺氧、低血压、双侧动眼神经损伤或濒危状态(注意是否使用了扩瞳药物)。双侧瞳孔缩小多为药物所致,也可见于脑桥损伤。一侧瞳孔缩小伴同侧眼睑下垂,提示 Horner 综合征,应注意排除颈动脉夹层动脉瘤。

检查患者是否存在脑脊液耳漏或鼻漏,仔细检查鼓膜是否有损伤,一侧周围性面瘫伴同侧乳突部皮下血淤斑(Battle 征)提示中颅窝底骨折,眶周皮下及球结膜下淤血斑(熊猫眼征)提示前颅窝底骨折。检查气管是否居中,双侧颈动脉搏动是否良好,有无明显杂音。检查患者有无明显颈部软组织肿胀、颈静脉怒张。颈后部疼痛或棘突序列不良,提示脊髓损伤。对胸、腹、骨盆、四肢进行详细的体格检查,尤其是伴有低血压的颅脑创伤患者。

急诊医师应熟悉掌握不同种类脑疝的临床表现。海马沟回疝可表现为同侧瞳孔散大,可因受压大脑脚的侧别不同,出现一侧肢体偏瘫。枕骨大孔疝临床表现为患者烦躁或昏迷加深、生命体征紊乱、呼吸变慢,患者表现为可呼吸心跳突然同时停止或呼吸越来越慢直至停止,而心跳仍可维持数分钟后停止。颞叶沟回疝和枕骨大孔疝均可导致脑干移位出血,出血多位于脑干腹侧中线旁,也称为 Duret 出血。而弥漫性轴索损伤导致的脑干出血常见于四叠体的背侧。

值得注意的是,颅脑创伤患者合并其他部位的复合伤是导致病情加重、救治困难的另一重要因素。以交通伤为例,研究发现:超过 50% 的重型颅脑创伤患者合并其他部位的复合伤,32% 的患者合并骨盆或长骨骨折,23% 的患者合并胸外伤,22% 的患者合并颌面部骨折,7% 的患者合并腹腔脏器损伤,2% 的患者合并脊柱损伤。因此在深度诊查时,需要各专科医师对患者进行详细的体格检查。

3.影像学检查 头 CT 平扫检查是急性颅脑创伤患者的首选影像学检查。为了不浪费医疗资源,对于伤后无意识障碍、无逆行性遗忘、神经系统症状轻微、急诊室神经系统查体正常的患者可以暂不行头 CT 检查,除此以外的颅脑创伤患者均应在伤后尽早进行头 CT 平扫检查。CT 检查时可通过调节窗宽和窗位进一步观察,以便更敏感地发现微小病灶;通过骨窗位观察可以更清晰地显示颅骨骨折。由于骨容积效应,后颅窝病变常在 CT 平扫检查时显示不清,必要时须配合头 MRI 检查。

单次头 CT 检查时仅能反映检查以前出现的病理改变,随着伤后时间的延长,患者还可能出现新的继发性病理改变。因此,应动态分析 CT 检查结果,如患者头痛、呕吐等症状体征进行性加重时,应及时复查 CT。如患者头 CT 检查结果与出现的局灶性神经功能障碍不符,则要高度怀疑颅内血管损伤的可能,必要时可考虑行 CTA 或 DSA 检查。颅内小的挫伤及出血灶 CT 检查显示不清时,为明确诊断可进一步行 MRI 检查。

(三)颅脑创伤患者的院前临床风险评估

为了快速、高效地开展颅脑创伤的院前急救和急诊室处理,可以根据患者的临床特征进行风险评估(表 1-12),尤其是在群伤患者的救治时,科学分类将有助于保障患者安全,提高救治质量。

表 1-12　颅脑创伤患者的院前临床风险评估

风险评估	临床特征
低危患者	伤后无意识障碍(GCS 评分持续 15 分),无逆行性遗忘 临床症状轻微:仅有轻度头痛、头晕、乏力 无明确神经功能障碍:患者可有一般性头皮软组织损伤(头皮挫裂伤及血肿),但临床检查未发现感觉、运动及生理反射异常,无病理反射 无严重的其他合并伤
中危患者	伤后曾出现意识丧失、大小便失禁、逆行性遗忘、肢体抽搐等,或受伤过程不详 GCS 评分波动在 13～15 分,头痛、头晕症状逐渐加重伴呕吐 虽然无明确的神经功能障碍,但有较重的头皮裂伤、帽状腱膜下肿胀、面部损伤等,临床上不能除外颅底骨折或凹陷性骨折的存在 伴机体其他部位一般性复合伤,呼吸、血氧饱和度、心率、血压稳定 年龄小于 2 岁,以及受伤时已饮酒或已使用其他影响意识药物的患者

风险评估	临床特征
高危患者	伤后持续意识不清或意识障碍程度逐步加深(包括有中间清醒期者) GCS 评分≤12 分 存在局灶性或系统性神经功能障碍;明确的开放性颅脑创伤或凹陷性骨折 伴机体其他部位严重复合伤,呼吸、血氧饱和度、心率、血压持续波动不稳 患者深昏迷;GCS 评分 3 分
极危患者	双侧瞳孔散大,眼球固定,脑干反射消失 出现点头呼吸或呼吸暂停等严重呼吸衰竭表现,或经气管内插管或气管切开,并进行机械通气辅助呼吸后血氧仍难以维持 经复苏治疗,血压仍持续下降难以维持;心率急骤下降或出现室扑、室颤等严重心律失常

（四）颅脑创伤患者的急诊处理

所有患者在初步诊查和深度诊查的同时,均应根据不同状况及时进行相应处置,例如吸痰、吸氧、气管插管或气管切开、伤口止血、抗休克治疗等。对体表存在伤口者应及时注射破伤风抗毒素或人破伤风免疫球蛋白。

1. 低危患者处理原则　低危患者一般可院外观察,但应符合下述条件:①GCS 评分 15分;②急诊室神经系统查体正常;③头 CT 无明显异常。此类患者大多仅有头痛、头晕以及乏力表现,但急诊医师应充分告知患者及家属,患者若出现病情变化应再次到医院就诊。

2. 中危患者处理原则　中危患者一般均有或曾有意识障碍,可出现逆行性遗忘,临床表现复杂,病情变化快。可根据不同的临床特征选择处理方案。

（1）院外观察,定期复诊:但应符合下述条件:①GCS 评分≥14 分;②除有轻度头皮挫裂伤、头皮血肿外,急诊室神经系统查体未见其他异常;③头 CT 检查颅骨及颅内无明显异常;④患者有家属陪伴,可密切观察患者病情变化,且观察地附近有就医条件。同时急诊医师应充分告知患者及家属,患者若出现下述情况,应立即就近诊治:①不能被唤醒或意识障碍程度加深;②头痛加剧伴呕吐;③言语含糊不清,行为异常;④感觉异常,肢体无力或抽搐;⑤头皮损伤部位肿胀迅速增大。

（2）观察室或住院观察:除可以院外观察的患者外,中危患者原则上均应观察室或住院观察。特别是伤后时间短、伤情尚不稳定、年龄<2 岁的中危患者。此类患者病情有可能突然恶化或进一步进展,应密切监测患者生命体征、神志、瞳孔等变化,必要时动态复查头 CT。

3. 高危患者处理原则　对于高危患者,除立即进行生命体征监测、吸氧、止血、气管插管或切开、颈托固定颈部等紧急处理外,对合并胸、腹创伤及肢体骨折者还应及时进行相关的专业处理。如发现颅内血肿、挫裂伤、水肿等颅内占位病症及脑疝时,应紧急给予甘露醇等脱水药物降低颅内压,尽快完善术前准备(以备紧急手术的需要),并迅速将患者转入神经重症监护病房(NICU)。

4. 极危患者处理原则　极危患者生命垂危,呼吸、循环衰竭,生命体征难以稳定,转运过程中风险极高,应立即组织相关学科协作现场救治,稳定患者生命体征,再争取机会将患者转入 NICU 救治。

第二章 脑血管病

第一节 脑血管畸形

颅内血管畸形是由一组脑血管发育异常的先天性疾病组成,其共性是临床症状相近,均主要表现为颅内出血和癫痫,但在诊断和治疗上又存在一定的差异,目前临床上最常采用分类是 1966 年 McCormick 等根据大宗尸检结果制定的分类方法,主要分为四种类型:①动静脉畸形(arteriovenous malformation);②海绵状血管畸形(cavernous malformation,CM),也称海绵状血管瘤(cavernous angioma);③静脉畸形(venous malformation,VM);④毛细血管异常扩张症(telangiectasis),其中尸检中以静脉畸形最常见,但在临床上以动静脉畸形为最多见,考虑是由于静脉畸形往往无临床症状而未就诊导致。随着影像学技术的发展,特别是磁共振的出现,静脉畸形的发现率明显增加。血管畸形各类型之间存在着混合类型,如海绵状血管畸形合并静脉畸形,动静脉畸形合并海绵状血管畸形等,其中以海绵状血管畸形合并静脉畸形最常见。

一、脑动静脉畸形

脑动静脉畸形(arteriovenous malformation,AVM)是一种先天性中枢神经系统血管发育异常,主要的病理特征是在病变部位动脉与静脉之间缺乏毛细血管床存在,致使动脉与静脉直接相通,形成动静脉之间的短路,从而导致一系列血流动力学上的变化。临床上主要表现为反复的颅内出血、癫痫发作、头痛及进行性神经功能障碍等。本病是引起颅内自发性蛛网膜下腔出血另一常见的原因,仅次于颅内动脉瘤。

Luschka 在 1854 年首先描述了脑 AVM,Pfannenstiel(1887 年)首次在尸检报告中提到了颅内 AVM,1898 年,Hoffmann 首次作出了临床诊断。1889 年,Pean 施行了首例脑 AVM 的全切除术。此后 Cushing、Dandy 及 Yasargil 等神经外科前辈对脑 AVM 的手术治疗先后作出巨大贡献。

大宗病例研究分析认为脑 AVM 的人群年发病率约为 1/100000,其中自发性脑出血平均年出血率为 2%~4%。脑 AVM 病例伴出血的总体发生率为 50%,而病死率 10%~15%。Sarvar 与 McMormick 在 1978 年报告血管畸形患病率为 4.05%,他们连续观察 4069 例尸解,发现了 165 例脑血管畸形,其中有 AVM 24 例,占全部尸检的 0.59%,静脉畸形最多,为 105 例(占 2.6%)。

(一)发生学

脑动静脉畸形的病因不明。目前普遍认为脑 AVM 是发生于胚胎时期的先天性疾病。当胚胎刚开始形成神经沟时(胚胎形成第 45~60 d),在中胚层内有部分细胞分化为成血管细胞。这些细胞起初排列成条索状,逐渐在细胞条索的中央出现管道,形成原始的血管,进而形成原始血管网。与此同时成血管细胞亦进一步分化为血管内皮细胞(endothelial cells,ECs)、血管平滑肌细胞(smooth muscle cells,SMCs)、血管间质细胞、血管外膜细胞等。当胚胎形成神经管时,原始血管网即攀附于神经管的表面,部分甚至伸入神经管内。随着胎儿的发育,血管网又分化出动脉、毛细血管及静脉。随着脑的继续发育有些血管扩大成为脑的主要供血动脉,有些则逐渐闭塞而退化。同时按血管所在部位的深浅又发展出颅外血管、脑膜血管及脑内血管等层次。在胎龄达 3 个月以上的胚胎中其脑血管基本上已形成了正常人的模式。Streeter 将脑血管这一段发育过程分为下列时期:①原始血管芽胚期;②原始血管网期;③血管分层期;④脑血管成形期;⑤血管壁成熟期。近年来的研究认识到脑血管所以能如此按部就班地生成发育,主要是由于各组织、脏器内存在着血管生成的调控机制。这是一套复杂的分子信息通道,由特殊的多肽类及蛋白质组成的血管内皮细胞生长因子(vascular endothelial growth factors,VEGF)及其他许多生长因子,与细胞受体酪氨酸激酶(receptor tyrosine kinases,RTK)及血管内皮细胞生长因子的许多受体的协同活动来完成的。如果胚胎期血管生成的调控机制有障碍,便可在脑血管的不同发生期引发不同的病变或畸形。

脑动静脉畸形一直被认为是一种先天性疾病,长时期为各家所共识。但最近美国 Duke 大学医学中心的 Bulsara 等(2002 年)报道一例脑 AVM,不能完全用先天性原因来解释。患者为一例 32 岁的女性非洲裔美籍,在 6 年前,因患咽喉部链球菌感染,出现脑神经麻痹及共济失调。MRI 扫描 T_2 图像中见中脑部有信号增强,并部分扩展及间脑。脑血管造影排除了脑血管炎的可能。经激素治疗后症状消失。6 年后患者突然出现头痛、呕吐。头部 CT 及 MRI 均示右侧颞叶后部脑内出血。脑血管造影示该区有一直径 3 cm 的 AVM。当即进行了手术,全切除了 AVM 并清除了血肿。以后又作了脑血管造影复查,示 AVM 已全切除。这对传统的先天学说是一挑衅。以后又有多篇个案报告,表明后天性的特殊情况,如能引发病理性脑血管生成机制,有可能成为脑 AVM 的病因,值得作进一步研究。

(二)病理学

1. 大体形态　AVM 是由一团畸形血管称为血管巢(nidus)所组成,内含有动脉与静脉,在多处动静脉直接相连,中间没有毛细血管的过渡。血管巢的大小不等,可自肉眼勉强可见至整个大脑半球均被涉及。脑的各部位均可发生,但最多见于皮质与白质交界处,呈锥状,其广阔的基部面向脑皮质,尖端指向白质深部,或直达侧脑室壁。有一支至多支增粗的供血动脉供血。引流静脉多呈现扩张、扭曲,内含有鲜红的动脉血。在畸形血管之间杂有变性的脑组织,伴有神经元的缺失以及胶质纤维的增生。常有出血的痕迹。上述表现是动静脉畸形的病理特征之一,是区别于血管性新生物的重要标志。病变表面的软脑膜及蛛网膜增厚发白,可有出血后的黄染。畸形血管增粗、扭曲、充满血液,呈鲜红色、扭动状搏动。畸形血管管腔大小不一,管壁厚薄不均,腔内有淤血,管壁不完整,各层排列紊乱,管腔间可见陈旧性出血或小血肿形成。供血动脉及动脉化的引流静脉即使在显微镜下亦常不易区别。动脉与引流静脉的管壁都显得厚薄不均,管腔内可见有增厚的内膜,有的可引起管腔的部分堵塞。血栓形成亦常可见到。管壁上可见有粥样硬化斑及钙化。此外,动静脉畸形的邻近脑实质内常有脑萎缩,甚至慢性缺血性梗死。

脑动静脉畸形虽都有动脉与静脉之间的短路,但由于短路的数量、大小、部位等不同,使血管巢的形态有很大的不同。Parkinson 等(1980 年)根据 100 例幕上 AVM 的研究将它分为五类。①多单元型:由多根动脉与静脉组成血管团,其中含有多处 AV 瘘,此型最多见,占82%;②一单元型:只有一条供血动脉形成一个 AV 瘘及一条引流静脉,多为小型 AVM,占10%;③直线型:为最简单的畸形形式,有一根或多根动脉直接通入静脉或静脉窦,较少见,患者多为婴幼儿,常见的例子为 Galen 静脉瘤,占 3%;④复合型:由颅内及颅外动脉双重供血,引流静脉亦可引向颅内及颅外,占3%;⑤静脉壁型:少见,单纯由一颅外动脉直接与颅内静脉窦相连,或由一颅外动脉经发出头皮、颅骨、硬脑膜分支后直接导入一颅内大静脉窦,不与脑皮质静脉有任何联系。

1979年史玉泉将完整切除的AVM灌注塑料后观察,发现随着组成AVM的血管的管径不同,其形态有较大的差异。大体上可以为四类:①曲张型:动脉与静脉均明显扩张、扭曲,缠结成团,动静脉间相互沟通,中间没有毛细血管,甚至微血管也很少,此类型最多见,占64.6%;②分支型:动脉比较细直,从动脉发出很多细小分支,常较挺直,不太扭曲,与静脉的细小分支直接沟通,引流静脉一般亦不很扩张、扭曲亦不太多,占11.0%;③动静脉瘤型:动脉和静脉都很粗大,呈不规则球囊状膨大,由多个动脉瘤及静脉瘤合并组成,占12.2%;④混合型:由上述三种不同类型混合组成,占12.2%。动静脉畸形的形态不同可能造成血流阻力的不同,对于患者的临床表现,如出血、癫痫发作、神经功能障碍的出现都可有不同。

2.分布　90%以上的AVM位于幕上,位于幕下者不到10%。幕上的AVM大多数涉及大脑皮质,深部结构受累者(脑室及基底核)占10%~15%。胼胝体及其他中线结构受累者4%~5%。病变多局限于一侧,左、右侧发病基本相等。大脑皮质上的分布以顶叶最多,占30%,其次是颞叶22%,额叶21%,枕叶10%。

3.显微镜所见　在大体水平,可见病变是由大小不等的血管组成,管壁大多成熟,呈各种不同的切面。动脉中层和弹力层较薄,与静脉难以区别。血管内膜有增生肥厚,有的突向管腔内,使之部分堵塞,血管壁上常有动脉粥样硬化斑块及机化的血凝块,有的血管可扩张成囊状,夹杂于血管之间有变性的脑组织,数量多寡不等,有的因出血而黄染,另有的则因缺血而发生脑梗死。在微观水平,畸形血管管壁欠完整、血管壁各层排列紊乱、胶原纤维断裂、平滑肌纤维不完整,血管内皮细胞因血管收缩而呈圆形或卵圆形。HE及Masson染色表明,病变血管细胞中,胞核椭圆居中,细胞间紧密连接;血管壁内弹性层完整,平滑肌细胞为纺锤形,胞核杆状与管壁纵轴平行;而畸形血管的内皮细胞扁平排列,间隙变宽,胞质内线粒体、核糖体及粗面内质网增多,同时可见多个微囊泡散在分布,有的融合成管状,细胞核变大。最近的研究结果发现,未破裂的脑动静脉畸形发生血管壁内皮细胞受损,中膜层平滑肌细胞减少,胶原纤维增生,而破裂的AVM内皮受损严重,平滑肌明显减少,几乎均为胶原纤维所替代,并高表达内皮生长因子-1(ET-1)。

(三)发病机制

脑动静脉畸形的主要缺陷是病变区的动静脉之间缺乏毛细血管,动脉血直接流入静脉,血流阻力减小,产生一系列血流动力学上的改变,主要为局部脑动脉压的降低、脑静脉压的增高及其他脑血供方面的紊乱。

1.供血动脉的阻力　近年来,供血动脉的阻力(或内部压力)被认为是畸形出血与否的关键性因素之一。尽管大部分供血动脉被认为是低阻力型,但有学者认为,高阻力型的供血动脉较低阻力型更易出血破裂。Spetzler等研究发现,破裂出血的畸形其平均动脉压及动脉阻力明显增高。1999年Norris等用脑动脉造影剂的稀释时间曲线观察供血动脉压力,发现出血的脑AVM造影剂峰值密度出现的时间较未破裂出血的脑AVM明显延长,提示该血管内阻力较高。但是目前并未证明动脉系统的血流动力学解剖结构异常与出血风险增高有确切联系。

2.静脉系统病理性变化对脑AVM的影响　越来越多的研究者观察到了静脉引流系统

对脑 AVM 发展的影响,影响过程是非常复杂的,从 AVM 胚胎时期的发生直到出血都有静脉异常在起作用。Mullan 等认为,脑静脉系统的畸形(CVM)并非动静脉畸形的结果,而是成因或者至少互为因果。目前普遍认为在正常脑组织中存在动静脉血管的吻合,即生理性吻合。而 Moftakhar 等发现,静脉结构异常或者静脉系统的阻塞导致静脉系统高压力,而这种高压力会导致动静脉血管的吻合开放并逐渐形成动静脉畸形。同时,静脉系统的高压力还造成了部分脑组织供血障碍,脑组织的相对缺血造成了血管生成因素的激活,相关血管生成因子会促使动静脉瘘的生成,而动静脉瘘又可加重静脉系统的高压力,进而形成恶性循环。

3.畸形血管团的血流动力学结构特点 血管畸形血流动力学分布较为特殊。由于畸形血管团中无毛细血管床,阻力明显减小,动脉供血血流更容易通过,因而脑 AVM 结构内血流速度非常快,可达到 $140\sim200$ cm/s。同时由于供血动脉血流不经过毛细血管床,因此引流静脉内的血流呈现"动脉化"、形态迂曲,这些病理性改变造成脑 AVM 的血流量较大,形成了血管的"短路"现象,即大量的血流被分流至阻力较低的供血动脉,而周边正常血管的血流量相对下降,这种现象称"窃血现象"。当脑 AVM 体积较大,血流量增加时,"窃血现象"将更明显。

Yasargil 于 1987 年首先描述了脑 AVM 多巢合一的结构。他将畸形血管团分成了两类:单巢类,即畸形血管团为一个致密团,包含了一根供血动脉及一根或数根引流静脉;多巢类,即畸形是由多个单巢组合拼接而成,其间可以有极少量脑实质进行分隔,每个单巢之间可以有或者没有沟通血管。在此理论的基础上,山田等提出使用造影和多普勒超声联合的方法切除畸形血管团,可以有效避免夹杂在单巢之间的脑组织损伤,效果令人满意。复杂的畸形不仅包括了多个单巢的相互拼接,而且还包括了"暗巢",这种"暗巢"结构仅能通过超选择性动脉造影或者序列高分辨率磁共振造影显示。术中如未切除暗巢,其再灌注可使术后造影结果显示畸形残存甚至较术前变大;同时,"暗巢"的再灌注也会造成灾难性的出血及脑水肿。

(四)临床表现

1.出血 是比较常见的临床表现,一般多发生于年龄较小的病例,可表现为蛛网膜下腔出血、脑内出血或硬脑膜下出血。发病较突然,往往在患者作体力活动或有情绪波动时发病。出现剧烈头痛、呕吐,有时甚至意识丧失,颈项强硬,Kernig 征阳性。在一项针对 3094 例脑 AVM 的病例的研究中,1617 例(52.26%)就诊时的首发症状为出血。此外,最新研究结果发现,脑 AVM 出血相关的危险因素包括供血动脉的类型、大小、部位、引流静脉的类型和是否合并静脉瘤,即小型(最大径$<$3 cm)较大型(最大径$>$6 cm)及中型(3 cm$<$最大径$<$6 cm)脑 AVM 易于出血,位于深部和后颅窝的脑 AVM 较位于皮质的脑 AVM 易于出血,穿支动脉和椎动脉系统供血的脑 AVM 较皮质动脉供血的脑 AVM 易于出血,有深部引流参与的脑 AVM 较单纯皮层引流的脑 AVM 易于出血,单纯脑 AVM 较合并静脉瘤的脑 AVM 易于出血,合并供血动脉端动脉瘤的脑 AVM 较单纯脑 AVM 易于出血,而引流静脉的数量与脑 AVM 发生出血无相关性。而既往多处文献认为的深部畸形、引流静脉扩张或狭窄、畸形伴发动静脉瘘及合并瘤样变等高危因素未显示出与出血有相关性,但上述高危因素尚待在随访研究中进一步验证。

2.癫痫发作 40%$\sim$50%的病例有癫痫发作,其中约半数为首发症状,多见于较大的、有大量"脑盗血"的 AVM 患者。癫痫大发作与局灶性癫痫发生率几乎相等,精神运动性发作和小发作较少出现,最近研究结果显示,位于额部或顶部,位置越近皮层,最大径不少于 3 cm(特别是大于 6 cm),由大脑中动脉或多个动脉系统供血,由浅静脉或浅深静脉共同引流,术前癫痫史超过 1 年的脑 AVM 易于发生癫痫发作。对于弥散型脑 AVM,病变所在位置与致痫灶大多相符。AVM 发生癫痫主要有两种学说,一种为动静脉短路使脑组织局部缺血,邻近脑组织胶质样变;另一种为 AVM 对脑组织的刺激作用,即点火作用。

3.头痛 60%以上的患者有长期头痛史,可能与脑血管扩张有关。常局限于一侧,类似偏头痛。头痛的部位与病变的位置无明显关系。AVM 出血时头痛的性质即有改变,变得比原有的头痛为剧烈,且多伴有呕吐。

4.进行性神经功能障碍 主要表现为运动或感觉性障碍,见于 40%的病例,其中有 10%左右为 AVM 的首发症状。引起神经功能障碍的主要原因:①"脑盗血"引起的短暂脑缺血发作,常见于较大的 AVM 病例中,多于患者活动(如跑步、驾车等)时发作,历时短暂,但随着发作次数增多,障碍历时越来越长,瘫痪程度亦越趋严重;②由于伴同的脑水肿或脑萎缩所致的神经功能障碍,见于较大的 AVM,特别当病变有部分血栓形成时,这种瘫痪常长期存在,且随着时间进行性加重,临床上有时可疑为颅内肿瘤;③由于出血所引起的脑损害或压迫,都出现于一次出血之后,当出血逐渐吸收,瘫痪可逐步减轻甚至完全恢复正常。

5.智力减退 多见于巨大型 AVM 中,由于"脑盗血"的程度严重,导致脑的弥漫性缺血及脑发育障碍。有时因癫痫的频繁发作,患者受到癫痫放电及抗药物的双重抑制的影响,亦可使智力衰退。轻度的智力衰退在 AVM 切除后常可逆转,但较重的智力衰退则不能逆转。少数病例以痴呆为首发症状就诊。

6.其他症状

(1)颅内杂音:有些患者自己可以感觉到颅内有同心脏跳动一致杂音,压迫患侧颈总动脉可使杂音降低或消失。

(2)眼球突出:为较少见的 AVM 症状,一般见于病侧,特别是颞叶前端的 AVM,有较大引流静脉导入海绵窦时,引起该窦内静脉压增高,影响眼静脉的血液回流障碍所致。

(五)诊断与鉴别诊断

1.诊断 对有自发性脑内出血的青少年人患者应首先考虑脑 AVM 存在的可能,如病史中曾经有癫痫发作,则更应怀疑本病,积极进行辅助检查。头颅 CT 平扫对脑出血的患者可见边界清楚的高密度血肿或血肿吸收后脑软化灶等,有时在血肿的周边可见有不规则混杂密度区,病灶可以被明显增强。由于磁共振的扫描特性,AVM 中的快速血流在 MRI 中均显示为无信号阴影,所以在磁共振成像呈现为具有特殊的"流空效应",畸形血管团、供应动脉及引流静脉均呈黑色而被清楚显示(图 2-1A)。但 AVM 的确诊是依靠脑血管造影。数字减影血管造影(DSA)可以清楚的显示 AVM 的位置和大小,特别是显示 AVM 的主要供血动脉和引流静脉,脑血管造影应行全脑血管造影,充分了解 AVM 的盗血情况和程度,对于脑膜脑AVM 应同时包括双侧颈外动脉造影,显示来自颈外动脉的供血分支。同时脑血管造影可以明确 AVM 是否合并脑动脉瘤存在及同 AVM 的关系。

AVM 在脑血管造影影像上具有特征性的表现。由于高速血流,在动脉期,甚至动脉早期,可见到一团不规则扭曲的血管团,有一根或数根供血动脉,同时在动脉期可见扭曲扩张的一条或多条引流静脉显影,导入颅内静脉窦(图 2-1B、C)。

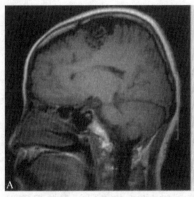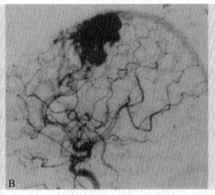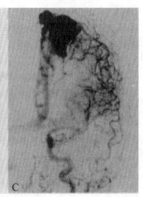

图 2-1　AVM 的 MRI 和 DSA

A. MRI 显示额后部血管流空影；B、C. DSA 侧位及正位片显示额后部血管畸形

2. 鉴别诊断　脑 AVM 需与下列情况作鉴别。

(1)海绵状血管畸形：也称海绵状血管瘤(cavernous angiomas)，是脑血管畸形类型之一，是由众多薄壁血管组成的海绵状异常血管团，这些畸形血管紧密相贴，血管间没有或极少有脑实质组织。临床也表现为反复的脑内出血和癫痫。但脑血管造影阴性，因此过去常把此类病例归入隐匿性血管畸形。头 MRI 是目前诊断 CM 最敏感的方法。在 MRI T_1 加权像上 CM 大部呈等信号，也可呈低信号；但在 T_2 加权像上，呈高信号，而且在高信号之外缘往往有一环特异性的低信号区，为含铁血黄素沉积所致。

(2)脑肿瘤卒中：颅内肿瘤，特别是恶性肿瘤，可以以出血为首发临床表现，因此需与 AVM 作鉴别。部分恶性肿瘤因供血丰富，在脑血管造影上可以表现出异常的染色，但往往没有明确的供血动脉和早期显影的引流静脉。在头 CT 和磁共振扫描，特别是在强化扫描时，往往可以看见肿瘤的影像学特点。

(3)转移癌：如绒毛膜上皮癌、黑色素瘤等也可有蛛网膜下腔出血表现，在脑血管造影中可见有丰富的血管团，有时亦可见早期出现的引流静脉，因此会和脑 AVM 混淆。但转移癌患者多数年龄较大，病程进展快。血管造影中所见的血管团常不如 AVM 那么成熟，多呈不规则的血窦样。在头 CT 和磁共振扫描，特别是在强化扫描时，往往可以看见肿瘤的影像学特点。在肺、肾、盆腔、乳房、甲状腺、皮肤等处可找到原发肿瘤，可与 AVM 作鉴别。

(4)恶性脑膜瘤：恶性脑膜瘤常有丰富的血供，患者可有癫痫发作、头痛，颅内压增高症状。在脑血管造影中也可见异常染色的血管团和静脉引流显影，但一般无明确的供血动脉及扩张扭曲的引流静脉。而且可见脑膜瘤占位迹象明显。在头 CT 和磁共振扫描，特别是在强化扫描时，往往可以看见肿瘤的影像学特点。CT 扫描可见明显增强的肿瘤，边界清楚，紧贴于颅骨内面，与硬脑膜粘着。表面颅骨有被侵蚀现象，故亦易与脑 AVM 作鉴别。

(5)血管网状细胞瘤(血管母细胞瘤)：好发于后颅窝小脑半球内。由于血供丰富，也可以脑内出血为临床表现，需与后颅窝 AVM 作鉴别。此瘤多数呈囊性，瘤结节较小位于囊壁上。在脑血管造影中有时可见供血动脉及引流静脉，但供血动脉和引流静脉出现的时相往往比 AVM 晚。在 CT 扫描中可见有低密度的囊性病变，增强的肿瘤结节位于囊壁的一侧，可与 AVM 相区别。但巨大的实质性的血管网状细胞瘤有时鉴别比较困难。血管网状细胞瘤有时可伴有血红细胞增多症及血红蛋白的异常增高，在 AVM 中则从不见此情况。

(6)Moyamoya 病：该病也可表现为脑内出血，症状可与 AVM 相似，但脑血管造影上具有特异性表现,可见颈内动脉末端和大脑前、中动脉狭窄甚至闭塞,同时可伴有烟雾血管形成,和颅内外的侧支循环建立。可以与 AVM 鉴别。

(六)治疗

脑 AVM 治疗的主要意义在于降低破裂出血风险。部分以控制癫痫发作及局灶神经功能障碍进展为目的。脑 AVM 的主要治疗方式包括保守或对症治疗、显微外科手术治疗、立体定向放疗、介入栓塞治疗及多种治疗方式联合。对 AVM 的治疗方式选择可根据患者的年龄、全身状况、既往出血史、病灶分级、病灶弥散程度、是否合并动脉瘤、血流量的高低、治疗获益及风险比和患者的意愿等多方面进行综合评估。

由于不同脑 AVM 破裂出血风险差别较大,浅部、表浅静脉引流的未破裂 AVM 年破裂出血率可低至 0.9%,而深部、深静脉引流的破裂出血 AVM 再破裂出血率 34%,因此尽管目前无随机对照研究证明治疗获益大于风险,但建议对破裂 AVM 进行治疗干预。2011 年 JAMA 发表的一篇关于脑 AVM 治疗的 Meta 分析,纳入 142 项队列研究及 13698 例患者,但多数为回顾性研究且无专门的治疗效果评价,结果显示治疗干预的脑 AVM 总体年住院病死率为 0.68%,年出血率为 1.4%,其中手术切除年病死率为 1.1%,年出血率可降至 0.18%,病变全切率 96%,但术后严重并发症发生率 7.4%。立体定向放疗年病死率 0.5%,年出血率 1.7%,病变全切率 38%,严重并发症发生率 5.1%。介入栓塞年病死率 0.96%,年出血率 1.7%,但病变全切率仅为 13%,术后严重并发症发生率 6.6%。总体而言,包括介入栓塞、立体定向放疗及手术切除在内的治疗干预,可预防脑 AVM 破裂出血,降低死亡率,但可能增加治疗相关的死亡率和致残率。

1. 手术前评估

(1)脑动静脉畸形的自然史:脑 AVM 的自然史研究及 Meta 分析表明,脑 AVM 年平均破裂出血率为 2%～4%左右,其中未破裂 AVM 年平均破裂出血率为 2.2%,破裂 AVM 年平均再破裂出血率为 4.5%。对破裂 AVM,出血第一年内平均再破裂出血风险增高,6%～7%,而随后年破裂出血率恢复至往年平均水平。5%～10%AVM 破裂出血后死亡,30%～50%留有神经功能损伤后遗症。既往有较多研究探讨血流动力学、血管形态学因素及病变临床特点对 AVM 破裂出血率的影响,目前较多接受的观点是既往破裂出血史,深部 AVM,完全深静脉引流,合并动脉瘤为病变破裂出血的危险因素,而部分深静脉引流及性别对破裂出血的影响尚不显著,而传统认为的 AVM 病变较小或老年患者,则出血的风险越高,根据现有证据可能并不支持。根据 Staph 等的研究结果,无既往出血史的 AVM,深静脉引流及位置较深两项危险因素全无者,年破裂出血率 1%,有其中一项者,年破裂出血率为 3%,两项全有者,年破裂出血率为 8%,如有既往破裂出血史,则以上各组年破裂出血率分别为 5%,11%～15%、35%。基于对脑 AVM 年破裂出血比例,可通过公式粗略估算其终生破裂出血风险,即(至少一次)出血率＝1－(1－年破裂出血率)预期寿命,由于既往研究可能受样本量及随访时间限制,因此对出血率的评估可能存在偏倚,近期一项纳入 166 例有症状的脑 AVM 平均随访 23.7 年的研究发现,无论有无出血,脑 AVM 破裂出血率基本稳定在 4%,出现症状到出血的平均时间为 7.7 年,年死亡率约 1%,年致死率及严重致残率共计 2.7%。因此终生破裂出血风险也可用简化公式估算,即(至少一次)出血率＝105－患者年龄。

(2)病变的分级标准:目前最常用脑 AVM 分级标准是 Spetzler 及 Martin 于 1986 年制定的,根据脑 AVM 所在区域是否具有明显的神经功能、引流静脉的模式及 AVM 血管团的最大径等三项内容作为评级标准制订的6分级方案。首先,根据脑AVM所在区域的神经功能,包括感觉运动、语言功能、视觉、丘脑及下丘脑、内囊区、脑干、小脑脚、小脑深部各核等进行评级,凡脑AVM紧邻这些区域均记1分,否则列为"静区"记0分。其次,根据脑血管造影中脑AVM的引流静脉分布模式及深浅进行评级,引流静脉中有部分或全部导入深静脉者,记1分,否则记0分。再次,根据脑血管造影中获得的,经校正系数放大后的血管团的最大径进行评级,其中小型脑AVM(最大径<3 cm)记1分,中型脑AVM(3 cm<最大径<6 cm)记2分,大型脑AVM(最大径>6 cm)记3分。三项得分的和即为该AVM的级别。三项标准共有12种组合。其总分最低的只有1分,共1个,为1级。总分最高的5分也只有一个,为5级。总分为2分和4分者各有3个,分别为2级和4级,总分3分者共有4个,为3级。

2011年,Spetzler提出简化的三级分类方法,即将Ⅰ级与Ⅱ级的AVM合并成为A级,Ⅲ级保留为B级,Ⅳ级与Ⅴ级合并成为C级,这一改进不仅更有助于临床使用,同时能够提高临床研究中不同病例对照或队列研究比较的统计学检验效能。

在同一时期,我国老一辈神经外科专家在脑AVM方面开展了卓有成效的工作并取得了丰硕的成果。其中,史玉泉教授通过灌注塑料铸成立体模型对脑AVM样本按照病变血管形态分类学进行了多年研究,并于1984年提出了享誉国内外的"史氏分级法",即将脑AVM分为下列四型:①曲张型:曲张的动脉和静脉相互缠绕、动脉和静脉明显扩张、扭曲成团且互相沟通;中间没有毛细血管,微血管少见,内有多处动静脉瘘口。此型占65%左右;②帚型:动脉如树状,并发出小分支与静脉沟通;引流静脉一般不扩张和扭曲。此型占11%;③动静脉瘤型:动静脉明显扩张,形成球囊状瘤样膨大。此型占12.2%;④混合型:为上述三型成分的混合,占12%。通过上海华山医院神经外科多年来实践应用证明,史氏分级法简便、实用,并与Spetzler分级法存在异曲同工之处。其中,Spelzler分级法的Ⅰ级与史氏分级法1级与1.5级相当,前者的Ⅱ级与后者的2级、Ⅲ级与2.5级、Ⅳ、Ⅴ级与3、3.5级相当。低级别的脑AVM手术切除难度较小,无死亡率甚至无致残率出现。随着级别越高,致残率越高,而且有死亡率。

2.治疗 目的在于杜绝病变破裂出血的危险,减少或消除"脑盗血"现象,以改善脑部血供。目前常用的治疗方法有手术切除、血管内栓塞和立体定向放射治疗。

(1)脑AVM显微切除术:手术治疗一直以来都是脑AVM的首选治疗方法,不仅能杜绝出血的后患及脑组织盗血的根源,还可大大降低病变相关癫痫发作的风险。赵继宗教授等通过分析脑AVM患者手术效果,认为显微外科手术技术比传统手术更加安全,可显著减低术后并发症。目前认为除部分位于脑干、丘脑等重要功能区的AVM外,手术治疗目前仍为脑AVM的首选治疗方法。近年来,随着显微手术技术的日臻完善及新技术的采用,脑AVM显微切除术的疗效明显提高。

脑动静脉畸形的手术治疗原则是首先阻断主要的供血动脉,降低AVM内的压力,然后沿AVM的周边分离,逐步阻断细小的供血分支,最后阻断主要引流静脉,切除AVM。但在手术中如何正确判定主要的供血动脉位置,特别是对来自深部的供血动脉,即使是对脑表面的供血分支,有时依靠肉眼也很难做出正确的判断,甚至有时不能准确的区别异常的供血动脉和引流静脉,再就是在手术中对AVM的边界的判定等问题一直困扰着神经外科医生,随着科技的发展,许多辅助技术应用于手术中,使神经外科从显微神经外科进入了微创神经外科时代,明显降低手术了风险,提高了手术的疗效。

1)神经导航辅助显微神经外科切除脑AVM:自神经导航技术辅助显微神经外科切除脑

AVM以来,先后有超声导航、磁共振导航及全脑血管造影导航(CTA,MRA)获得应用。目前常用的导航技术为磁共振导航及血管造影导航。在AVM手术中运用神经导航系统辅助,不仅可以标记主要功能区和传导束位置,而且可预先标记供血动脉、引流静脉及异常血管巢位置。使手术者在手术中不仅可以确定主要供血动脉的位置和AVM的边界,同时对邻近功能区的AVM,使手术者可以准确定位功能区和传导束的位置,尽可能减少对之的损伤,最大程度地保护了病灶周围正常脑组织的脑功能,改善脑AVM患者的预后。

神经导航技术对颅内病灶进行精确的三维空间定位并实时动态跟踪靶点,从术前设计最佳的手术入路,制定手术计划到术中通过实时导航帮助术者在显微镜下完成复杂而精细的操作确保顺利寻找和全切病灶最大限度地减轻病灶周围的脑组织损伤。

同其他导航辅助神经外科手术治疗一样,术中脑组织漂移是干扰神经导航准确性的最主要因素。以下方法可最大程度降低脑组织漂移对导航手术的影响:第一、术中尽量不用脱水药物;第二,术中避免开放或过早开放脑室系统或蛛网膜下腔,避免脑脊液流失;第三、选取合适的体位,选择脑表面无血管区或脑沟为入路,防止过度牵拉脑组织并尽可能减轻脑组织塌陷。

2)吲哚菁绿造影辅助显微神经外科切除脑AVM:吲哚菁绿造影长期应用于外科学领域,主要用于眼底血管性疾病诊断及肝脏排泄功能评判,自2002年作为术中评价脑血流变化的监测手段开始应用于脑血管病外科手术中(图2-2)。

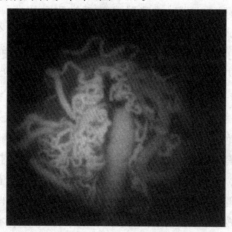

图2-2　脑AVM术中吲哚菁绿造影所见

吲哚菁绿是一种近红外荧光三碳菁染料,分子式为 $C_{43}H_{47}N_2NaO_6S_2$,分子量为774.96,光吸收增强剂,在激发状态下可发出荧光。固态的吲哚菁绿是暗绿青色或暗棕红色粉末;无臭;遇光与热易变质;在水或甲醇中溶解当溶解后经静脉注入体内后,立刻和血浆蛋白结合,随血循环迅速分布于全身血管内,高效率、选择地被肝细胞摄取,又从肝细胞以游离形式排泄到胆汁中,经胆道入肠,随粪便排出体外。由于排泄快,一般正常人静注20 min后有97%从血中排除、不参与体内化学反应、无肠肝循环(进入肠管的ICG不再吸收人)、无淋巴逆流、不从肾等其他肝外脏器排泄。其在血液内的最大吸收波长和最大荧光波长都在近红外区域内,在216 nm、263 nm与784 nm的波长处有最大吸收,通常使用784~805这个区间,因为此时组织内在的染色物质对于吸光(红外线吸收)的干扰最小,且波长越长,能量越少,对组织造成的潜在热损伤也就越小。

术中吲哚菁绿造影所需设备为配备了荧光激发及接收装置的显微镜,照明灯光覆盖吲哚菁绿吸收波段,镜头距离术野 15～20 cm 间;为避免红外线可能产生的热效应,记录时间一般不超过 5 min。红外线使用的禁忌证包括出血倾向,高热,活动性肺结核,重度动脉硬化,闭塞性脉管炎等,除了后两者外,与神经外科手术适应证一致。通常将吲哚菁绿 2.5 mg/mL 溶于生理盐水中,将 12.5 mL 上述溶液自肘静脉或大隐静脉注入(补以 5～10 mL 盐水,防止与通路里其他药物发生化学反应)。吲哚菁绿可于注射 10 s 之后至手术区域,持续 15～20 s 后消失。如无血氧变化及过敏反应的话,可反复使用,间隔时间可缩短至 5 min。

吲哚菁绿造影可清晰显示脑表面畸形血管团、供血动脉及引流静脉分布。使术者在术中可正确的判断血管性质,区别脑表面异常的动脉和静脉,避免误损伤。近来一项名为荧光密度分析的术中监测方法被引入到脑 AVM 术中监测过程中,即通过对吲哚菁绿荧光造影过程中病变供血动脉及引流静脉的血管荧光强度进行分析后生成彩图,通过色彩梯度区分供血动脉、引流静脉及其血流方向及血流量;同时,可在术中实时生成标定血管荧光密度峰值图表,通过对标定血管荧光峰值大小及峰值出现时间的早晚进行区分,从而准确区分供血动脉、引流静脉及静脉化的动脉。吲哚菁绿造影无放射性、成本低廉、重复性好、副作用少和易于掌握而广泛应用于脑血管病手术中,但碘过敏者禁用。

3)彩色超声辅助显微神经外科切除脑 AVM:彩色多普勒超声在脑外科手术中同神经导航一样具有影像引导的作用,而且它具有真正的实时引导作用,但最主要的是彩色多普勒超声具有脑血流动力学的检测功能,而在脑 AVM 手术中得到广泛应用。彩色多普勒血流成像是根据像素的多普勒位移产生图像。由于在脑 AVM 病灶中充满着快速流动的血流,与周围脑组织像素位移明显不同,故在超声图像上可见脑实质内呈现特征的多支混乱、无序排列的血管回声影,与周边组织的灰色背景呈现明显的对比,可清晰显示病灶位置和范围以及与周边结构的关系。彩色多普勒超声在宏观上显示病变常为团块状,网状或不规则形状的大小不等的异常五彩镶嵌样血流成像。对脑 AVM 的判断和观察主要有血管阻力指数(RI),血流速度和频谱三项指标。阻力系数目前是判断血管属性的常用指标:RI 值一般高于 0.45 的血管是供应正常脑组织血管,而 RI 值低于 0.45 的血管可以认为是脑 AVM 病灶血管。脑 AVM 的供血动脉管径常较粗,因低阻和血流速度快,血流动力学表现为动脉样血流频谱,即在舒张末期表现为高流速低阻力频谱;引流静脉则管径粗,血流速度快,血流动力学表现缺乏特征性的频谱特症。病变动静脉间的瘘管常在血流动力学方面表现为血管阻力下降,造成血流量的增加,血流循环时间明显加快,因而出现高流速(血流可高于正常的 2～3 倍)低阻力的多普勒血流特征。在手术中可以根据探测血管的阻力指数、血管频谱和流速来判定血管的性质,同样在手术切出 AVM 后,为防止 AVM 残留,应用彩色多普勒超声对残腔扫描,确定是否有异常的血管存在,判断是否有 AVM 残留。

近年来,超声造影被引入至脑 AVM 术中监测过程中。所需设备为彩色多普勒超声诊断仪,随机配备编码谐波造影及时间强度曲线分析软件。术中专用凸阵探头及无菌塑料套。使用方法为根据病变部位,常规开颅、去骨瓣,术中专用探头表面涂耦合剂,外套无菌塑料套,经硬脑膜外或直接在脑组织表面探测。二维及彩色多普勒超声确定畸形血管团位置、深度、大小及其与周边组织结构的关系。彩色及脉冲多普勒超声寻找供血动脉及引流静脉,记录其数目。并在病变切除后了解切除程度。目前常用造影剂为六氟化硫微泡造影剂,用 5 mL 生理盐水加 59 mg 干粉剂配制成六氟化硫微泡悬液,经股静脉以团注方式注入 2.5 mL 超声造影剂,随即尾随注入 10 mL 生理盐水。造影剂经股静脉注射后,立即启动内置计时器,动态观察 1~1.5 min,观察病变整个强化过程,记录供血动脉及引流静脉的数目。相关研究结果发现超声造影后测量的畸形血管团大小与造影前相比均略有增大,且超声造影还可显示畸形血管团周围的一些小血管,所以更真实反映出病灶的大小;此外,超声造影可反复施行。术中超声造影不但能清晰显示 AVM 的大小,而且其主要优势是能在术中实时动态显示脑 AVM 的血供情况;与吲哚菁绿造影相比,术中超声造影可反映脑 AVM 的深部血流走行情况,且无吲哚菁绿造影的热效应,可作为吲哚菁绿造影的补充;其图像清晰度尚有待于进一步提高。

4)神经电生理辅助显微神经外科切除脑 AVM:影响脑 AVM 术后预后主要有两点:一是损伤功能区;二是病变内部及邻近病变的过路血管受到损伤后,出现远隔部位脑组织缺血。侧裂区 AVM 邻近功能区,术后出现感觉运动功能障碍的风险显著增加。此外,在脑组织内存在占位性病变的情况下,脑组织可以"功能重塑"以代偿因占位性病变存在而受损的功能。一般认为,在表浅 AVM 存在的情况下,AVM 周边 1 mm 区域内的脑组织是不具备功能的;AVM 内部的脑组织亦不具备正常功能。而正常脑组织及"功能重塑"后代偿脑组织区域无法通过肉眼识别,同时无法通过其他监测手段予以界定。因此,在显微神经外科手术过程中确定病变邻近功能区范围及监测缺血性事件成为预防 AVM 显微神经外科治疗并发症的关键。

上肢及下肢体感诱发电位分别反映大脑中动脉及大脑前动脉供血区域的血流情况。术中体感诱发电位监测可以通过记录位相逆转判断躯体感觉及运动区域的界限,同时可确定代偿部分初级躯体感觉区域的范围。运动诱发电位可在脑 AVM 术中及时发现血流下降、皮质脊髓束损伤及确定运动功能区范围。对于枕部邻近视觉皮质区的 AVM,视觉诱发电位可在术中准确反映缺血性事件,降低术后出现视觉相关并发症的风险。对于后颅窝 AVM,听觉诱发电位可有效发现后循环缺血性事件,其变化与后组脑神经功能障碍存在较高一致性。因此,术中联合采用体感诱发电位、运动诱发电位及听觉诱发电位可有效预警功能区损伤及缺血性事件的发生。

近年来研究发现,运动诱发电位在脑 AVM 的显微神经外科及介入治疗过程中,可实时监测缺血性事件,指导术者采取干预措施,减少神经功能损害的发生。一般认为,运动诱发电位可准确预测运动功能障碍。不可逆的运动诱发电位变化(包括波幅下降和潜伏期延长)预示将要发生偏瘫,而未发生变化的运动诱发电位提示运动功能保护完好。若发生变化的运动诱发电位得到恢复或早期干预,患者术后仅发生一过性运动功能障碍或无运动功能障碍发生。

(2)血管内介入治疗:随着近来微创、影像技术,特别是栓塞材料的不断发展,血管内栓塞治疗脑 AVM 越来越受到神经科医师的重视。微创栓塞治疗脑 AVM,包括开颅术前或放射治疗前栓塞,目的是阻断深部供血动脉、闭塞畸形团内高流量的动静脉瘘、闭塞或减小畸形血管团的体积、阻断和降低畸形血管团的血流,减少出血和水肿并发症的发生。

通常情况下,神经介入科医师采用"road-block"技术注射 Onyx 胶,即微导管头端在畸形血管团口处,微导管头端通常能阻断血流,然后注射 Onyx 胶。使之逐渐弥散,填充铸型,将畸形血管团全部或部分闭塞,达到治愈 AVM 或减少病灶、减轻临床症状的目的。脑 AVM 是一种复杂的多通道血管畸形,Onyx 胶进入血液后,顺着病灶部位的动力血流方向以及压力梯度向阻力最小的地方渗透。后续注入的栓塞剂可以推着前面的 Onyx 胶继续向前推动和弥散,到达更细小的分支血管,畸形血管团达到满意栓塞效果。当 Onyx 胶反流进入引流静脉或动脉危险吻合口时,停止注胶,等待 2 min,形成铸型。

随访研究证明,栓塞6个月后不发生慢性血管再通、血管性反应等组织学变化。栓塞亚急性期(1个月)可见轻度炎性反应。可能与有机溶剂二甲基亚砜血管腐蚀毒性有关,但动物实验证实缓慢注射小剂量(0.5 mL/30~120 s)二甲基亚砜是安全的。Onyx胶允许长时间注射和重复注射,能够在畸形血管团内充分弥散,在长时间注射过程中安全和可控。

Onyx胶的应用使脑AVM痊愈性栓塞的可能和比率增加。近年来,应用Onyx胶的临床研究结果表明,单纯血管内栓塞治疗脑AVM的疗效已提高到45%~55%,手术前或放射治疗前结合血管内介入治疗,可将放疗和手术治疗脑AVM的疗效提高25%。在使用Onyx治疗脑AVM过程中,应注意以下几点:①栓塞术前应严格掌握脑AVM栓塞治疗的适应证及禁忌证。需要多角度观察或造影,了解脑AVM供血动脉血管走行、来源、主要供血动脉及其支数、引流静脉数量及途径,明确畸形血管团大小范围,分布部位,与脑功能区关系等。尽量选择管径大而又允许适当反流的供血动脉为靶血管,并了解微导管的到位情况,最好微导管能进入畸形血管团内,如不能进入,则预留反流长度不超过2 cm,并确认无向正常脑组织供血的分支;②二甲基亚砜为有机溶剂,因此,必须选用与Onyx栓塞系统相容的微导管,生产商MTI明确指出,只有其旗下的Marathon、Rebar、Ultra Flow三款微导管可用于注射Onyx系统。比较而言,Marathon导管通过迂曲血管性能略优;③推注速度可根据Onyx的弥散情况来调整。通常采用"堵塞和前推技术",实现Onyx胶在脑AVM血管团内的充分灌注,灌注速度应以不超过0.16 mL/min为宜,使Onyx胶充分弥散入畸形血管团中,推注速度越快越容易反流。如发现Onyx胶向供血动脉方向反流或Onyx胶进入主要引流静脉,均应停止注射,等待30 s~2 min后,再进行推注,确保Onyx胶在畸形血管团内弥散;④预防正常灌注压突破综合征(normal perfusion pressure break,NPPB),该综合征由Spetzler等于1978年首次描述。主要由于瞬间将动静脉短路阻断,原处于低灌注的正常脑组织供血动脉的血流量突然增加,加之脑血管长期处在低血流状态下,其自动调节功能失调,不能适应突如其来的血流动力学变化而导致脑水肿、脑肿胀甚至脑出血。其预防措施主要是:对于大型脑AVM应分次栓塞,每次栓塞不得超过畸形团总体积的1/3,两次栓塞间隔2周至2个月,术后持续降压48~72 h;⑤Onyx胶是非粘附性材料,不会出现粘管现象,但微导管头端处于迂曲细小的供血动脉,长时间注射和Onyx胶过度反流,可能发生粘管。术中Onyx反流,对治疗结果具有"双刃剑"式的作用。一方面,适度的反流有利于Onyx胶向畸形血管团内的不断推注,以达到满意的栓塞效果;另一方面,不适当的反流会给拔管造成困难,引起严重脑出血,给患者带来生命危险和严重的后遗症。择好的工作角度,以便很好观察Onyx胶的弥散效果和及时发现反流。而供血动脉的迂曲程度,是导致拔管困难的首要因素,通常在畸形血管团注射完毕或反流超过1.5 cm时,可以拔出微导管。首先将微导管拉直,逐渐加以拉力,使微导管缓慢脱离Onyx团块。若发生粘管,进行规范的拔管操作后仍然无法拔除,尽量不要再尝试拔管,最好留管于体内,以免牵拉微导管引起血管或畸形血管团破裂出血。

Onyx的缺点是必须使用与二甲基亚砜兼容的专用微导管,注射前要在震荡机上至少震荡20 min,否则钽可能在瓶中沉淀,导致栓塞剂显影不良。Onyx栓塞脑AVM的另一常见并发症为出血:当全脑血管造影发现微导丝刺破血管壁偏离血管走向,并有对比剂外渗时,立即用鱼精蛋白中和剩余的肝素,Onyx胶栓塞并封堵出血部位,术后给予相关保守治疗,可治疗局部出血。而当出血量较大时,需开颅清除颅内血肿及脑AVM。因此,术中操作尽量轻柔,通过旋转三维全脑血管造影选择正确靶血管,充分应用血流漂浮,配合使用微导丝支撑导向,使用脉冲液体注射微管头反弹转向等技术。可以提高微导管到达理想位置。其使用禁忌证：①血流量很高的脑 AVM；②仅有细小的深部穿支供血的脑 AVM，如脑干的脑 AVM；③脊髓 AVM。

（3）立体定向放射外科治疗：立体定向放射治疗技术是根据立体定向原理，利用窄束大剂量射线聚焦于病灶靶区，使血管内皮细胞破坏，管壁内胶原纤维组织增生和纤维化形成血栓，堵塞血管，最终使血管闭塞，治愈脑 AVM。立体定向放射外科的种类：①立体定向性回旋加速器氦离子放射外科；②立体定向性回旋加速器 Bragg 峰质子束（光子）放射外科；③立体定向性回旋加速器中子束放射外科；④立体定向性聚焦伽玛线放射外科（伽马刀治疗）。立体定向放疗主要优势在于防止开颅损伤，对手术切除困难或风险较大的病变可考虑立体定向放疗。研究表明病变较小、远离功能区、供血动脉无扩张或仅轻度扩张、病灶周围血管增殖较少的低流量 AVM，立体定向放疗治疗效果较好。病变体积小于 3 mL 或直径小于 2 cm，放射治疗成功率高。有报道显示 254 例脑 AVM 伽马刀治疗后 1、2、3 年血管闭塞率分别为 38.8%、71.2%、74.3%。

影响脑 AVM 立体定向放射疗效主要因素包括：①边缘剂量最低周边剂量对治疗后脑 AVM 是否闭塞起决定性作用，边缘剂量越高脑 AVM 闭塞率越高。根据瑞典卡罗林斯卡研究院的 1000 例伽马刀治疗脑动静脉畸形的研究结果，伽马刀治疗后 AVM 闭塞的概率约等于 35.69～39.66 xln（边缘剂量）。根据这一研究结果，边缘剂量为 22 Gy，治愈率 71%，但如果边缘剂量为 14 Gy，治愈率则只有 55%。而如果病变直径大于 3 cm，立体定向放疗后 2 年内病变闭塞的概率仅 16%。但放射治疗剂量过大，可能引起放疗性脑白质病变及放射性坏死囊变等治疗并发症增加；②畸形血管团容积脑 AVM 容积越大，闭塞率愈低，所需的最小治疗边缘剂量愈低。故一般体积巨大的脑 AVM 最佳治疗方案为先行手术切除或栓塞治疗，使病变体积变小，再行立体定向放射外科治疗。有学者认为部分脑 AVM 于立体定向放射外科治疗后未闭塞，并非照射剂量低或体积偏大等原因，而是部分病变存在放射生物学耐受，对放射治疗不敏感。此外，治疗前病变血管巢的范围确定不够精确，如病变出血造成部分畸形血管被遮掩或挤压，血肿吸收后畸形血管才显露出来，还有磁共振扫描时扫描条件或脑血管造影的时相及图像选择不当等因素。解决途径是改进定位方法，将 CT、磁共振、脑血管造影及神经导航系统结合起来进行三维定位，提高定位精准度。

放射治疗同样存在局限性。由于放射线介导的生物学效应依赖于细胞有丝分裂，因此治疗后可能需 2～5 年时间病变才会闭塞，在这个血管缓慢闭塞的过程中，脑 AVM 仍有可能发生破裂出血。有研究提示在此期间，年破裂出血风险为 2.7%，因此累计出血风险 5.3%～12.7%，在近期破裂出血的脑 AVM 中，该比例甚至更高。再就是脑水肿也是立体定向放射治疗后常见的并发症，据文献报道放射治疗脑 AVM 引起脑水肿的发生率可达 53.6%～73.7%，一般多发于脑白质内，其机制与放射引起脑血管的内皮细胞损伤、栓塞、轴索脱髓鞘病变及畸形血管团闭塞。使周围血液循环发生改变有关，大部分脑水肿较轻不出现症状，少数较重的可有相应的临床表现。

据文献报告，多数研究人员认为立体定向放射外科治疗脑 AVM 是有效的，但在选择放疗与手术治疗时，应当权衡放疗后 2 年内持续可能出现的术后并发症的风险与手术治疗当时的短期风险。总体而言，对直径小于 3 cm 的脑动静脉畸形，目前立体定向放疗可在治疗后 2 年使 70% 的病变完全闭塞，但有 5% 的患者术后会出现脑功能区的放射性坏死而产生手术并发症,在丘脑或脑干病变中,该比例可能高达 10%。

二、脑内海绵状血管畸形

脑内海绵状血管畸形(cavernous malformation,CM),也称海绵状血管(cavernous angiomas)。

三、脑静脉性血管畸形

脑静脉性血管畸形,又称脑发育性静脉异常(cerebral developmental venousanomaly,DVA),是一种先天性静脉畸形,详见本章第四节。

四、毛细血管扩张症

颅内毛细血管扩张症(telangiectasia),又称脑毛细血管瘤,是一种少见的小型脑血管畸形,与脑 AVM、静脉畸形和海绵状血管畸形一起构成脑血管畸形的四种基本血管畸形类型。颅内毛细血管扩张症占颅内血管畸形的 16%~20%。为胚胎期脑血管胚芽异常发育而形成的畸形血管团,显微镜下毛细血管扩张症表现为一堆扭曲、扩张的微血管。管壁单薄,只有一层内膜细胞,缺乏弹力纤维、肌层和纤维组织,管腔内充满红细胞,到处可见有小静脉杂于其间,间质内常杂有神经组织,内含变性的神经元、神经胶质及髓鞘纤维增生。其邻近的脑组织相对正常,无神经胶质增生及钙化。毛细血管扩张症多为直径小于 2 cm 的多发微小病灶,生长缓慢。可以发生于脑及脊髓的任何部位,最常见的发病部位为脑桥基底部和小脑,为脑桥活检中较多见的血管畸形,也可发生于大脑皮层下、丘脑、基底节区,尤多见于中线部位。

该病一般比较局限,多数无症状,极少数发生破裂出血后出现症状而被意外发现,也就是所谓的隐匿性脑血管畸形。有症状的颅内毛细血管扩张症极其罕见,若不行病理检查无法确诊。虽然症状性颅内毛细血管扩张症多数表现为脑出血,但在各种类型的脑血管畸形中,颅内毛细血管扩张症是出血率及侵袭性最小的一种,属于良性病变。颅内毛细血管扩张症的出血多为慢性少量出血,大出血少见,因好发在脑桥,一旦出血可产生严重症状乃至死亡。颅内毛细血管扩张症常与海绵状血管畸形伴发,后者易出血,故有学者认为海绵状血管畸形可能是出血的症状原因而非毛细血管扩张症所致出血。有些症状性毛细血管扩张症并无出血表现,或可以合并脑梗死,或无卒中发生,也可有一些表现如头痛、头晕、耳鸣、听力下降、共济失调、癫痫、面瘫、肢体偏瘫等,但不能肯定颅内毛细血管扩张症与临床症状是否有关。

由于病变较小,常规 MRI 容易漏诊,通常颅内毛细血管扩张症在 CT 和脑血管造影上无异常表现,因此对其影像表现文献报道较少。关于颅内毛细血管扩张症的 MRI 表现,常规 T_1 加权或 T_2 加权图像上多数无异常表现而不能检出,少数于 T_1WI 在平扫 T_1 加权像上表现为低或等信号,质子密度像和 T_2 加权像上为等信号或稍高信号,病灶较小,通常几个至十几毫米大小,可单发或多发,常无占位效应及出血,对比增强 T_1WI 表现为轻度强化,这样就形成典型的筛孔样表现:在不强化的脑实质背景下有许多强化的血管影,而梯度回波序列呈明显的低信号为其特征性表现。对于毛细血管扩张症全脑血管造影可以无阳性发现,也可有以下表现:①出现丛状小血管;②出现消失延迟的毛细血管;③出现伸展扭曲的小动脉;④出现早期充盈的扩张静脉或水母头状的髓质静脉等。

颅内毛细血管扩张症大多数无症状,无需治疗。有症状者可给予对症治疗,若出现破裂出血则根据血肿的大小及部位采用保守或手术治疗。此病预后良好,个别脑干毛细血管扩张症出血者预后较差。

第二节　颈动脉海绵窦瘘

颈动脉海绵窦瘘(carotid cavernous sinus Fistula,CCF)是指海绵窦段的颈内动脉及其分支破裂,使之与海绵窦形成动静脉的异常交通,即称为颈内动脉-海绵窦瘘(CCF),多由头外伤引起,偶见由颈内动脉海绵窦段动脉瘤破裂引起。由颈内动脉和(或)颈外动脉的硬脑膜分支血管与海绵窦形成的异常动静脉沟通又叫海绵窦硬脑膜动静脉瘘,多为自发性起病,病因不明,可能与炎症、血栓、外伤、激素改变等多种诱因有关。本节主要讨论颈内动脉海绵窦瘘。

CCF 较为少见,大宗病例统计在颅脑损伤病例中占 2.5%,其中以摩托车的车祸最多见。在所有的神经外科患者中占 0.15%。

一、海绵窦区的解剖

海绵窦因其中有纤维小梁间隔,很像海绵状而由 Winslow 命名。海绵窦分别位于蝶鞍两侧,从眶上裂到颞骨岩尖,长 2 cm,其中含有颈内动脉虹吸段及其分支,以及动眼神经、滑车神经、展神经和三叉神经的第一、二支(部分三叉神经第二支不进入海绵窦)。在身体内,一般只有相邻的动、静脉壁同时受损破裂时才能形成动静脉瘘,而在海绵窦中只要颈内动脉或其分支破裂即可形成动静脉瘘。

(一)海绵窦段颈内动脉及其分支

颈内动脉经颅底的破裂孔入颅后即进入海绵窦。在海绵窦内颈内动脉向内前上走行,分为后升、后曲、水平、前曲、前升 5 段,然后穿过海绵窦顶进入蛛网膜下腔内。海绵窦内的颈内动脉有以下分支:

1. 脑膜垂体干　是颈内动脉海绵窦段的最大分支,存在率为 88%～100%,该动脉在颈内动脉后升段或后曲段的内侧壁呈直角向后发出,有三个分支(图 2-3)。

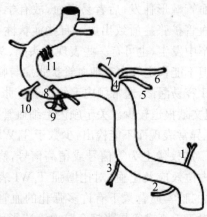

图 2-3　颈内动脉分支模式图(内面观)

1.颈鼓室动脉;2.翼管支;3.破裂孔返动脉;4.脑膜垂体干;5.脑膜背侧动脉;6.小脑幕动脉;7.垂体下动脉;8.海绵窦下外侧干;9.圆孔动脉;10.包膜动脉;11.垂体上动脉

(1)小脑幕动脉:向外侧走行,供应邻近的小脑幕,发出分支供应动眼神经和滑车神经,与眼动脉的脑膜支和对侧的同名动脉有吻合。

（2）垂体下动脉：向内下方走行，供应垂体后叶和鞍底的硬脑膜，并与对侧的同名动脉有吻合。

（3）脑膜背侧动脉：穿过海绵窦后侧壁的硬脑膜供应斜坡的硬脑膜和展神经，并与对侧的同名动脉有吻合。

2. 海绵窦下外侧动脉　在脑膜垂体干的远侧 5～8 mm 处由颈内动脉水平段的下外侧壁发出，存在率 66%～84%（图 2-4）。供应海绵窦的下外侧壁及卵圆孔和棘孔处的硬膜，在棘孔处与脑膜中动脉的分支有吻合。海绵窦下外侧干是鞍区唯一不直接与对侧同名动脉相吻合的动脉。

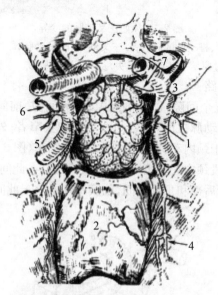

图 2-4　颈内动脉海绵窦段和邻近结构模式图（上面观）

1. 脑膜垂体干；2. 脑膜背侧动脉；3. 垂体下动脉；4. 小脑幕动脉；5. 海绵窦下外侧干；6. 圆孔动脉；7. 包膜动脉

3. 包膜动脉　在海绵窦下外侧动脉远心端 5 mm 处由颈内动脉下内侧壁发出，存在率 4%～28%，有两个分支：

（1）下包膜动脉：向内侧走行，供应鞍底的硬脑膜和脑垂体前叶，并与垂体下动脉的分支有吻合。

（2）前包膜动脉：向内侧走行，供应蝶鞍前壁的硬脑膜，并与对侧的同名动脉有吻合。

4. 眼动脉　眼动脉从颈内动脉海绵窦段的前升段前内侧壁发出，存在率 8%。

5. 原始三叉动脉　胚胎时期的原始三叉动脉在成人仍然残存，是 4 支原始颈动脉-基底动脉吻合中最常见的一种变异（图 2-5），存在率 0.02%～0.6%，在脑膜垂体干的近心侧从颈内动脉海绵窦段的后升段发出，在小脑上动脉与小脑前下动脉之间与基底动脉交通。原始三叉动脉的存在常伴有其他血管异常，占 25%，其中 14% 可发生动脉瘤，动脉瘤破裂后即形成 CCF。

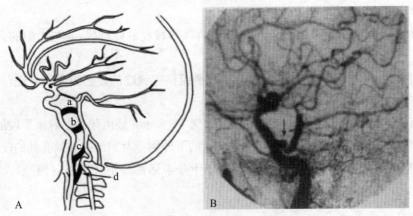

图 2-5　原始三叉动脉的变异

A. 胚胎期颈动脉与基底动脉、椎动脉的吻合；a. 三叉动脉；b. 耳动脉；c. 舌下动脉；d. 前环椎动脉；B. 颈动脉造影侧位像，显示颈内动脉通过原始三叉动脉（箭头）及基底动脉显影

（二）海绵窦及其静脉通路

人为将海绵窦划分为五个间隙，即内侧间隙、外侧间隙、前间隙、前下间隙和后上间隙。内侧间隙位于脑垂体和颈内动脉之间，是各间隙之间较狭窄者；外侧间隙位于海绵窦外侧壁与颈内动脉之间；前间隙位于颈内动脉前升段前方的海绵窦（图 2-6，图 2-7），其前端与眼上静脉连接；前下间隙在海绵窦段颈内动脉第一个转折的下方，在此间隙中有展神经；后上间隙在颈内动脉的后上方与海绵窦后部和顶部之间，脑膜垂体干位于此间隙中。

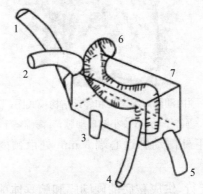

图 2-6　海绵窦包裹颈内动脉的示意图（上外侧面观）

1. 眼上静脉；2. 外侧裂静脉；3. 卵圆孔静脉；4. 岩上窦；5. 岩下窦；6. 颈内动脉；7. 海绵窦

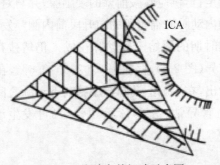

图 2-7　海绵窦前间隙示意图

海绵窦前间隙是颈内动脉前升段前方类似的三角状狭长间隙，眼上静脉和眼下静脉在此汇入海绵窦

　　进入海绵窦的重要静脉有眼上静脉、眼下静脉、蝶顶窦静脉、外侧裂静脉以及基底静脉。海绵窦的主要引流途径有岩上窦、岩下窦、基底丛和翼丛的硬脑膜静脉。两侧海绵窦之间,从蝶鞍的前壁至后壁,包括鞍膈在内均有静脉连接,这些通过中线的静脉通路叫海绵间窦,典型的海绵间窦分为前、后两部分,围绕脑垂体形成环状,故又称环窦。

　　海绵窦内的血流方向不固定,当发生 CCF 时,动脉血涌入海绵窦使窦内压力升高,血液按动脉血注入的部位和方向从一条或多条静脉逆向或顺向引流,海绵窦和引流静脉代偿性扩张(图 2-8)。不同的引流方向所产生的临床症状不同。如海绵间窦发育良好,一侧病变可能表现为双侧眼部症状。如果患侧眼静脉引流不畅,血流可经环窦向对侧引流,而出现健侧眼部症状。

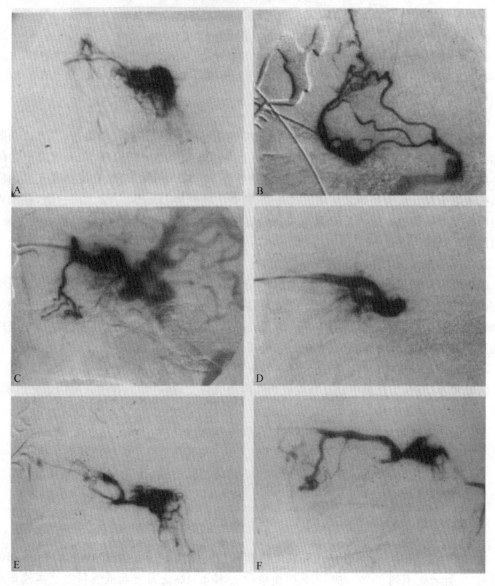

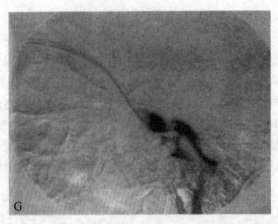

图 2-8　CCF 经眼上静脉插管海绵窦造影

A. 经眼上静脉和翼丛引流；B. 经蝶顶窦侧裂静脉、皮层静脉向横窦、乙状窦引流；C. 经眼上静脉、蝶顶窦、侧裂静脉、皮层静脉引流；D. 经眼上静脉引流；E. 经眼上静脉、眼下静脉和翼丛引流；F. 经眼上静脉和岩上窦引流；G. 经岩上窦、岩下窦向颈静脉引流

（三）海绵窦与脑神经

经海绵窦通过的脑神经有动眼神经、滑车神经、展神经和三叉神经的第一、二支。动眼神经和滑车神经都在鞍背外前方、小脑幕边缘的下内侧进入海绵窦的顶部，在海绵窦壁的硬脑膜夹层内走向眶上裂。三叉神经第一支在海绵窦外下方穿入海绵窦壁，在硬脑膜夹层内向前上斜行入眶上裂。展神经单独从斜坡的外侧、岩骨尖内侧经 Dorello 管穿入海绵窦，在颈内动脉与海绵窦的外侧壁之间的外侧间隙内向前走行。发生 CCF 时这些脑神经都可发生瘫痪，而以展神经瘫痪为多见。

（四）海绵窦区颈内动脉分支与颈外动脉分支之间的吻合

眼眶及海绵窦是颈内与颈外两组动脉相交通最丰富的区域。具体的交通是通过眼动脉分支（筛前动脉、筛后动脉、泪腺动脉、睑动脉、内眦动脉、额动脉、额外侧动脉）和颌内动脉分支（脑膜中动脉、颞深前动脉、眶下动脉、蝶腭动脉）以及颞浅动脉分支互相吻合。海绵窦内颈内动脉的分支与颈外动脉的分支多在海绵窦邻近处互相吻合。主要吻合有：

1. 颌内动脉分支穿过眶上裂进入颅内与海绵窦内颈内动脉的分支吻合。

2. 脑膜小动脉（为脑膜中动脉分支或为颌内动脉分支）通过卵圆孔进入颅内，与颈内动脉的分支吻合。

3. 脑膜中动脉与海绵窦下动脉在棘孔邻近处相吻合。

4. 咽升动脉的脑膜支通过舌下神经管进入颅内，与脑膜垂体干的脑膜背支相吻合。

了解这些颈内、颈外动脉吻合血管的解剖对颈外动脉途径用液体栓塞剂栓塞治疗海绵窦硬脑膜动静脉瘘很重要。

二、分类

按其发生的原因可分为外伤性和自发性两种。外伤性 CCF 占全部 CCF 病例的 75％以上，而自发性者则不到 25％。按 CCF 盗血量的大小分为高流量瘘和低流量瘘。高流量瘘的特点是颈内动脉直接与海绵窦相通，瘘口较大，在脑血管造影中海绵窦的显影早而快，海绵窦有明显的扩张，颈内动脉的远端分支显影不佳或不显影；此种 CCF 症状严重，发展迅速，多见于外伤性造成的颈内动脉破裂形成的 CCF。低流量瘘的特点是瘘口较小，多为颈内动脉海绵窦分支与海绵窦交通，在脑血管造影中海绵窦的显影相对较慢（甚至不显影），可与大脑中动脉同时显影，海绵窦扩张不明显，颈内动脉的远端各分支显影良好。此种 CCF 症状较轻，多见于自发性 CCF。

Barrow（1985 年）将 CCF 分为四型：A 型：颈内动脉与海绵窦直接相通；是最多见的一种类型，占所有 CCF 的 76％～84％，多数是外伤造成的，也可以是自发的，如颈内动脉海绵窦段动脉瘤破裂所致，占自发性 CCF 的 19％；B 型：颈内动脉通过其脑膜支与海绵窦相通；非常少见，占所有 CCF 的 7％；C 型：颈外动脉通过其脑膜支与海绵窦相通，占所有 CCF 的 3％～10％，常见的供血动脉是脑膜中动脉在棘孔上方的分支向海绵窦供血；D 型：颈内动脉与颈外动脉都有脑膜支与海绵窦相通；是 B、C、D 型中最多见的，占所有 CCF 的 9％～21％，而且常有双侧的颈内、外动脉的脑膜血管同时供血。

按病理和治疗的需要可将 CCF 分为直接型、硬膜型和混合型。直接型 CCF，主要为 A 型，包括少见的 B 型，用可脱性球囊或弹簧圈经动脉途径栓塞治疗效果好。硬膜型 CCF，即 B 或 C 或 D 型，是由颈外动脉的脑膜支和（或）颈内动脉脑膜支与海绵窦之间形成的动静脉沟通，也叫海绵窦硬脑膜动静脉瘘，适合经静脉途径插管到海绵窦用弹簧圈和可凝固液体栓塞剂（Onyx）栓塞治疗。混合型 CCF 即直接型和硬膜型同时存在的 CCF，非常少见，常为 A 型 CCF 治疗不彻底逐渐发展而形成，也可采用静脉途径插管用弹簧圈和液体栓塞剂（Onyx）填塞海绵窦治疗。

三、病因

（一）外伤性 CCF

多见于头部伤引起的颅底骨折，尤其是颞骨和蝶骨的骨折时。致使海绵窦段颈内动脉撕伤或骨折片刺伤，偶见于锐器或火器伤。颈内动脉壁上有多个瘘口或颈内动脉完全断裂和双侧外伤性 CCF 也有报告。外伤可造成的颈内动脉壁挫伤和点状出血而形成假性动脉瘤，以后破裂形成 CCF。若动脉壁已有先天性、炎性或动脉硬化性病变，可因轻微的损伤而发生 CCF。Charcot 发现在做尸体的颈动脉加压灌注时可发生海绵窦段颈内动脉破裂，Dandy 和 Follis 推测海绵窦段颈内动脉壁存在先天的薄弱，外伤时可能有一过性血压急剧升高，海绵窦段颈内动脉较其他部位容易发生破裂。有一些外伤性 CCF 是海绵窦段颈内动脉的分支破裂造成低流量 CCF，最常见的是脑膜垂体干破裂；Dandy（1944 年）报告的一组外伤性 CCF，在可以辨认瘘口位置的病例中，半数以上是脑膜垂体干破裂造成的。此外也有少部分病例为医源性，如经皮穿刺三叉神经节作射频治疗三叉神经痛；因慢性鼻窦炎作蝶窦切开术；经筛蝶窦作垂体腺瘤切除术；用 Fogarty 导管作颈内动脉内血栓摘出术；经颞作三叉神经后根切断术（Frazier 手术），都有造成 CCF 的报告。

（二）自发性 CCF

有 60％的自发性直接型 CCF 有颈内动脉壁中层的病变，包括海绵窦段颈内动脉的动脉瘤、纤维肌肉发育不良（FMD）、Ehlers-Donlos 综合征 IV 型、Marfan 综合征、神经纤维瘤病、迟发性成骨不良、假黄色瘤病、病毒性动脉炎以及少见的原始三叉动脉残留。

四、病理生理

颈内动脉自破裂孔至前床突被骨性结构及硬膜所固定，颅底骨折所造成的剪力可使海绵窦段颈内动脉撕裂,动脉血经海绵窦进入静脉系统,动脉系统呈现盗血情况,静脉压高,偶有发生脑出血,患者的症状严重。如果损伤仅在海绵窦段颈内动脉的分支上,属于低流量CCF。由于动脉壁病变或动脉瘤破裂以及医源性颈动脉损伤造成的CCF多属于高流瘘。在少见的病例中可以是残留的原始三叉动脉破裂或其动脉瘤破裂所造成的CCF。严重损伤可造成颈动脉断裂,死亡率极高。

五、临床表现

(一)搏动性突眼

当发生CCF时,海绵窦内压力明显升高,血流方向逆转,眶内组织的静脉回流不畅而导致充血、渗出和水肿,造成眼球突出,突出度为4~24 mm,平均8~10 mm,并可感觉到与脉搏同步的搏动。用手指触摸眼球可感到有搏动和"猫喘"样震颤。突眼多发生于CCF的同侧。极少数病例由于患侧的眼静脉闭塞或变异,动脉血经海绵间窦流入对侧海绵窦,发生对侧眼部充血、水肿、眼肌功能障碍及波动性眼球突出。有时症状可见双侧突眼,多由于海绵间窦发达和瘘口较大,一侧CCF的动脉血注入双侧海绵窦,引起双侧搏动性突眼。两侧海绵窦段动脉损伤可发生双侧CCF,但少见。少数CCF患者可无眼球突出,多因为CCF的血液不经眼静脉引流。

(二)颅内血管杂音

这是患者最常见的症状,几乎每个直接型CCF患者都有,常是首发症状。清醒的患者可听到连续的机器轰鸣样杂音,与脉搏一致。夜间和安静时更明显,使患者难以入睡和休息。听诊时在眼眶、乳突、颞部、额部、颈部甚至整个头部都能听到吹风样血管杂音,压迫同侧颈动脉可使杂音消失或减弱。

(三)眼结膜充血与水肿

因海绵窦内压力增高使眼眶部静脉回流不畅,眶部、内眦部、眼结膜、视网膜甚至面部、额部都可发生静脉怒张,球结膜充血甚至出血,组织液吸收不良引起眶内组织水肿、渗出,随着病程的发展眼球突出逐渐加重,睑结膜水肿外翻,眼睑不能闭合,可导致暴露性角膜炎。

(四)眼球运动障碍

由于Ⅲ、Ⅳ、Ⅵ脑神经受到扩张海绵窦的牵拉和压迫而出现眼球运动障碍,伴有复视。其中展神经最易受累,此外,眶内容物充血和水肿也可影响眼球运动。但如果眼球运动障碍是在外伤后立即出现的,则可能是损伤的直接结果。扩张的海绵窦还可以压迫其前下方的三叉神经第一、第二支而出现角膜和面部感觉障碍。

(五)进行性视力障碍

80%的CCF患者有视力减退,约有一半的患者视力严重受损,甚至失明。视力减退的原因是多方面的,其中主要原因是眼球的缺血。视网膜和脉络膜由眼动脉供血,眼球内的供血受眼内压(正常为16 mmHg)的影响,动脉压必须超过眼内压才能进入眼内,眼内压与眼内静脉压相等;眼内的血流速度与动、静脉之间的压力差成正比。任何原因使眼动脉压下降和(或)眼静脉压升高都会减少眼内的供血。当高流量CCF存在时,由于有严重的偷流,盗血使眼内缺血,视网膜缺血;大量动脉血逆流入静脉系统,静脉压明显增高,眼静脉回流受阻更进一步使眼内压力升高;又因动脉系统血供障碍可引起晶体混浊和房水混浊;又因三叉神经第一支受损,角膜感觉障碍,长期突眼可发生暴露性角膜炎、角膜溃疡穿孔甚至失明。角膜边缘怒张的静脉阻塞了巩膜静脉窦管引起继发性青光眼；由于眼静脉回流受阻，眼底呈静脉怒张、视盘水肿和扩张的静脉压迫视神经，日久呈现视神经萎缩造成视力障碍。有些 CCF 向眼静脉单方向引流，面静脉侧支循环建立不全，致使眶内压急剧升高，患者疼痛难忍，可迅速失明。如果眼压超过 40 mmHg，应考虑紧急手术闭塞瘘口以防永久性视力丧失。如果不能紧急手术，应采取一些辅助的措施以保护视力，口服 β-肾上腺素能受体阻断剂（乙酰唑胺），甘露醇静脉输液以降低眼压。

（六）头痛

常见于患病的早期，一般局限于眼眶和颞部，与局部的和脑膜的血管极度扩张有关。另外，三叉神经的第一、二支受到扩张的海绵窦壁牵拉也可以是头痛的一个原因。体力活动、头部下垂或压迫眼球时头痛加重，压迫同侧的颈动脉可使头痛暂时减轻。

（七）颅内出血和鼻出血

第一例 CCF 伴有颅内出血的病例是 Schweinitz 和 Holloway 于 1908 年报告的。在 1920年 Saltier 复习了 322 例 CCF 后报告致命性的鼻出血发生率为 1.5%，颅内出血的发生率占0.9%。少量的鼻出血多数是鼻腔黏膜上的血管扩张破裂所致；大量的鼻出血多为扩张的海绵窦突入蝶窦破裂造成的，这种鼻出血可引起失血性休克、死亡。所以，有大量鼻出血的 CCF病例需要急症手术，闭塞瘘口；本组 150 例 CCF 中 2 例发生大量鼻出血，其中一例鼻出血1500～2000 mL 血压测不出，紧急介入栓塞瘘口后完全恢复。因海绵窦内血流方向逆转，大量动脉血经蝶顶窦和侧裂静脉涌入脑皮层静脉，因静脉高压而极度扩张的脑皮层静脉可发生破裂导致颞叶血肿或硬膜下血肿，偶见蛛网膜下腔出血，这样的患者也需急诊治疗。

（八）其他神经功能障碍

少见，由于颈内动脉的血完全被偷流，使大脑半球甚至小脑及脑干处于长期的缺血引流及静脉淤血状态，可表现为颅内压增高，精神障碍，癫痫或甚至出现偏瘫、失语等症状。少数CCF 向椎管内静脉引流，可造成椎管内静脉高压而引起脊髓功能障碍。

六、诊断

由于眼部症状明显，典型的 CCF 患者诊断不困难，但昏迷或眼眶部有创伤的病例有被延误诊断的可能；低流量 CCF 患者，由于病程发展缓慢，症状轻或不典型，容易被误诊。

头部或眼眶部 CT 可显示眼球突出，眼上静脉增粗，眶内肌群弥漫性增厚，眼球边缘模糊，眼睑肿胀，球结膜水肿，增强 CT 可见海绵窦区和扩张的眼上静脉明显增强。由于颅内回流静脉扩张，可显示外侧裂区及额顶区有高密度影像伴有周围脑组织相对缺血而形成脑水肿的低密度区。对于外伤性 CCF，CT 可能会发现颅底骨折压迫颈内动脉和视神经管。

头部 MRI、MRA 检查可显示明显扩张的海绵窦，眼上静脉，及其他引流静脉。同时 MRI对 CCF 偷流造成的脑缺血较敏感，对脑干缺血诊断有帮助。

脑血管造影是诊断 CCF 的金标准。脑血管造影除了可显示 CCF 外，还可以提供下列重要的资料：

（一）瘘口的部位、大小和数目

由于大量造影剂突然进入海绵窦，由于血管影像重叠，很难辨认瘘口的位置，可将造影机器的图像采集调整为每秒 7 帧，做患侧颈内动脉造影，可以看清瘘口的位置，旋转造影的 3D重建图像对辨认瘘口有很好的帮助（图 2-9），也可采用压迫患侧颈总动脉同时做椎动脉（侧位)造影,通过后交通动脉逆行充盈瘘口和做对侧颈动脉造影(正位)经前交通动脉显示瘘口。头部外伤由于同一支颈动脉虹吸段有两处损伤,发生两处 CCF。TCCF(外伤性 CCF)单瘘口位于颈内动脉后升段占 50%,位于水平段占 40%,位于前升段占 10%。瘘口直径 1~5 mm,平均为 3 mm。

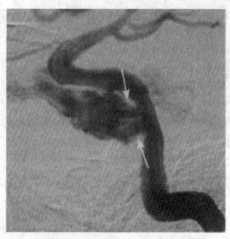

图 2-9　A 型 CCF,通过患侧颈内动脉旋转造影的重建 3D 影像摆放的工作角度造影,可清楚显示瘘口的位置(箭头)

患侧颈内动脉造影,瘘口远侧脑血管往往灌注不良,有 13% 的直接型 CCF 瘘口远侧的血管完全不显影,属于"全偷流"现象,除了完全偷流同侧颈内动脉的血液,同时还通过前、后交通从对侧颈内动脉和椎动脉盗血。遇到此种影像不应误诊为颈内动脉闭塞。

(二)交叉循环试验(球囊闭塞试验,balloon occlusion test,BOT)主要目的,了解病侧颈内动脉需要闭塞对侧能否代偿

在对侧颈内动脉或椎动脉注射造影剂同时闭塞患侧颈总动脉,以便了解 CCF 瘘口大小、位置,同时观察通过脑底动脉环的血循环代偿情况,如果患侧循环时间不延长,或血压降低原血压的三分之一,代偿良好,必要时闭塞颈内动脉,引起大脑半球缺血的危险相对较小。

(三)颈外动脉供血情况

硬膜型 CCF 多为颈内颈外动脉参与供血,主要来自颈内动脉脑膜支及颈外的脑膜中动脉、脑膜副动脉、咽升动脉,这些动脉与海绵窦底部或海绵间窦相通。这样的病例经动脉途径栓塞很难治愈,而且容易复发,经静脉途径插管闭塞海绵窦效果好。

(四)静脉引流途径

海绵窦的静脉回流通过下述途径到达颈内静脉(图 2-10)。

由于海绵窦与周围静脉有广泛的交通,CCF 的主要引流方向各不相同,并与临床症状密切相关。

1. 向前引流　颈内动脉的血液经瘘口进入海绵窦,再经眼上静脉和眼下静脉、内眦静脉、面静脉引流入颈静脉;是最多见的引流途径之一。眼部的症状突出。

2. 向后外引流　动脉血由海绵窦经岩下窦或岩上窦及基底静脉丛,经横窦、乙状窦引流入颈静脉。可有耳鸣及后组脑神经症状。

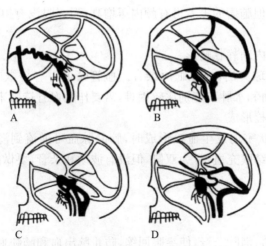

图 2-10 CCF 的引流方向

A. 向前、后引流；B. 向上、后引流；C. 向后、下引流；D. 向下、内引流

3.向上引流　动脉血由海绵窦经蝶顶窦流入外侧裂静脉，再经上吻合静脉（Trolard vein）引流入上矢状窦，可使脑表面的静脉扩张，破裂可造成蛛网膜下腔出血或硬膜下血肿。

4.向下引流　动脉血由海绵窦经颅底和颅骨上的导静脉流向翼丛，引起鼻咽部的静脉扩张，容易导致鼻黏膜出血。

5.向后内引流　动脉血由海绵窦经吻合静脉流入基底静脉，并与大脑大静脉汇合引流入直窦，也可向小脑表面引流。可使脑组织静脉回流障碍而表现为颅内压增高的症状。偶见向脊髓静脉引流造成脊髓静脉高压而出现相应的症状。

6.向对侧引流　动脉血经海绵间窦流入对侧海绵窦及眼静脉，可产生对侧的眼部症状。

CCF 的静脉引流途径多不是单一的，多途径的引流是最多见的引流形式。治疗目的为闭塞瘘口，如为硬膜型 CCF，可经静脉途径闭塞海绵窦，但一定要将海绵窦完全闭塞，不能只闭塞其中的眼上静脉或岩下窦，因为有可能使静脉引流发生改变，使动脉血液经脑皮层静脉引流，增加了颅内出血的危险。

七、鉴别诊断

（一）先天性眶板缺损

神经纤维瘤病（von Recklinghausen disease，NF）的一种表现，患者皮肤上可有咖啡色素斑和多发性神经纤维瘤等。眶板缺损使颞叶脑组织突向眼眶，引起眼球突出，由于脑的搏动传导使眼球也出现搏动。但本病没有颅内杂音，眼眶周围及眼结膜上没有扩张和增生的血管，X 线摄片可见眶顶部有骨质缺损，蝶骨嵴及颞线消失，患侧眼眶扩大等特征。另外还要与眶后脑膜脑膨出鉴别。

（二）海绵窦血栓性静脉炎及炎性假瘤

海绵窦血栓性静脉炎及炎性假瘤均可引起眼结膜的充血和水肿，眼球突出，但没有搏动，更不会有杂音。患者可有鼻旁窦炎或面部化脓性病灶，可引起眶尖及眶内炎症，引起眼球突出，病程中可有全身性炎症的表现。

（三）蝶骨嵴脑膜瘤

特别是扁平型的肿瘤，常可引起患侧单眼突出伴有Ⅲ、Ⅳ、Ⅵ脑神经麻痹及三叉神经眼支分布区的浅感觉减退。但脑瘤的患者可有颅内压增高,而突眼没有搏动,局部骨结构改变,常见增生,没有颅内杂音。

(四)眶内肿瘤或眶内动静脉畸形

眶内肿瘤可引起眼球突出,但无眶周杂音。血管畸形可有轻微的搏动性突眼和颅内杂音,但少有眼静脉的充血和水肿。鉴别比较困难,需要作脑血管造影来区别。

(五)颅内静脉窦血栓形成

颅内双侧横窦、乙状窦均发生血栓形成时,脑静脉血可逆流到海绵窦,再经眼上静脉回流。可表现出突眼和眼结膜充血,常为双侧,但没有波动和杂音,要做脑血管造影才能鉴别。

八、治疗

(一)治疗目的

闭塞瘘口,保护视力,消除杂音,使突眼回缩,防止脑出血和脑缺血。

(二)治疗原则

闭塞瘘口。

争取一次手术达到最佳的治疗效果。如果瘘口闭塞不完全,侧支循环逐渐建立,瘘口处的血管供应会越来越复杂,使原本直接型的 CCF 发展为复杂型 CCF,使进一步治疗非常困难。

尽可能保持颈内动脉通畅。因 CCF 的自然病死率及病残率都不高,治疗应以安全、有效的治疗方法为首选。对于采取闭塞颈内动脉的治疗方法应持慎重态度。如实属必要,则必须做好各种术前的脑缺血耐受实验但要注意,闭塞患侧颈内动脉近期内没有缺血表现的患者也会随着年龄的增长、动脉硬化等因素的出现,发生脑缺血的机会比正常人多,所以,保持颈内动脉通常非常必要。

(三)治疗方法

直接型 CCF 很少有自然愈合的机会,如果任其发展,将有 5%～10% 的病例可发生颅内出血或大量鼻出血。另外,颅内杂音可使患者难以忍受。大量的盗血可使脑及视网膜缺血而引起脑功能及视力障碍,可因继发性青光眼或视神经萎缩而失明,因此应予以积极治疗。目前治疗直接型 CCF 以动脉途径可脱球囊填塞海绵窦的治疗效果最好。治愈率达 89%～98%。一般情况下球囊到位后颅内杂音立即消失,数小时后结膜充血和水肿明显好转,一周左右突眼可恢复正常。

第三节　硬膜动静脉瘘

一、概述

硬膜动静脉瘘(dural arteriovenous fistula,DAVF)占脑血管畸形的 10%～15%,古埃及伊姆特赫普莎草纸书曾记载过此类脑血管瘤;1854 年,Hughes Bennet 发现脑血管畸形,但认为是生长性质;1863 年,Virchow 称脑血管畸形为"吻合的动脉瘤",但否认肿瘤性质病变;1931 年,Sachs 对硬脑膜动静脉瘘进行了第一次详细的描述;直到 1951 年,Verkieot 及 Finder 才引入自发性硬脑膜瘘(spontaneous dural fistulae)的概念。

DAVF 主要是发生在硬膜上的动静脉短路、动-静脉异常。一般的观点认为 DAVF 为后天获得性疾病。文献中有多种命名：如硬膜动静脉畸形（dural arteriovenous malformation）、硬膜动-静脉异常（arteriovenous anomalies）及硬膜动-静脉瘘（dural arteriovenous fistula）等。这些不同名称一定程度上反映了该病病因不清。临床上常用硬膜动-静脉瘘（DAVF）及硬膜动-静脉畸形（DAVM）描述该病，其病理单位是动-静脉瘘（arteriovenous fistula）。

DAVF 主要分为两种类型：直接型和间接型。直接型是指较大的动脉与硬膜静脉或静脉窦交通，多见于外伤和动脉瘤破裂，最典型的代表是外伤性颈动脉-海绵窦瘘。间接型是指颈外动脉、颈内动脉、椎动脉等的脑膜支与硬膜静脉或静脉窦的交通，及与软膜静脉的交通，少数供应动脉来自大脑中动脉及大脑前、后动脉。Djindjian 与 Merland 等根据超选造影中引流静脉的情况，将 DAVF 分为Ⅰ～Ⅳ,4 型；Barrow 等依据瘘口大小及供血动脉情况将海绵窦瘘分为 A、B、C、D,4 型（详见表 2-5）。

DAVF 自然史差别很大。有些无症状，因其他病变造影时偶然发现；有些症状很轻微，不治疗或保守治疗症状消失；有些症状长期稳定不变；但有相当部分患者随着病变区供应血管增加，症状逐渐加重，出现颅内杂音，眼球突出，静脉压增高，乃至颅内出血导致死亡。

以往常常因为患者症状轻、病情稳定、未到专科门诊或医院就诊以及误诊等因素导致DAVF 发病率偏低，近年由于生活及社会条件逐步改善，诊断技术水平进步，DAVF 发病率呈逐渐增高趋势。

二、硬膜动静脉瘘的发病机制

脑血管发育几经变迁，从原始咽囊附近丛状血管网吻合形成第一、二弓，到最后发育为成人颈外动脉系统，经历了血管新生、退化、融合、残留等无数过程。颅内静脉窦发育也从最初的三个硬膜静脉丛，逐渐向外移位，经历发展、退化、重新组合等复杂过程，形成颅脑静脉窦系统。脑血管发育过程中经常发生变异，是 DAVF 形成原因之一。

（一）颈外动脉系统胚胎发育

妊娠 24～28 d，原始神经板形成神经管，前部形成咽囊，这些咽囊周围丛状血管团形成弧形吻合管并与腹侧主动脉（VA）及背侧主动脉（DA）交通，形成胚胎第一二弓状动脉，但第三弓状动脉尚未形成，妊娠 28 d 后，第一、二弓状动脉开始退化，残余部分形成腹侧咽动脉（VPA），供应相应的咽囊。原始舌镫动脉（HSA）也由第一、二弓状动脉残余部发出，穿过镫骨环。VPA 与 HSA 在远心端吻合妊娠 41～44 d，发育中的颈外动脉（ECA）由第三弓状动脉发出，ECA 逐渐发育并同化近侧段 VPA（小点线状），VPA 开始退化，HSA 远心端被 ECA 远心端融合，HSA 眶上支分出 ECA 的脑膜中动脉（MMA）及眼眶支（ORB），镫骨动脉远心端为颌面干支（MF），再分出眶下支（I）及上颌支（M）ECA 颈外动脉；MMA 脑膜中动脉；ORB 眼眶动脉；MF 颌面干支；I 眶下支；M 上颌支。

妊娠 56～70 d，VPA 已消失，ECA 兼并镫骨动脉分支，上颌面动脉称为上颌内动脉（IMA）及 MMA 的颅外端；原始镫骨动脉眶上支成为 MMA 的颅内段及 ORB。眼动脉（OA）由 ICA 发出，最后将与 ORB 大部分合并。胚胎舌动脉（HA）即 HSA 干的近心端大部分退化，HA 仅残留一部分成为鼓室动脉，此动脉穿过镫骨环与咽升动脉（APA）的鼓室下支吻合IMA 上颌内动脉；HA 舌动脉；APA 咽升动脉。

（二）发育成熟的颈动脉

发育成熟颈动脉系统有许多潜在吻合支，这些血管分布变异很常见。

（三）颅内静脉胚胎发育

在胚胎 26 d，出现前、中、后硬膜丛干，分别引流前脑，发育中的脑桥、小脑及延髓等的回流静脉。胚胎 42 d，端脑前部出现边缘窦，前中硬膜丛增大，由一支静脉管连接，同时前、中硬膜丛发出一支血管至耳。前、中硬膜静脉丛与端脑、间脑、后脑及脑髓四个区域静脉连接。52 d，三个硬膜丛干退化，后硬膜丛并入乙状窦，中硬膜丛成为耳前窦，原先引流入前丛的小脑幕窦，此时流入背侧的原始横窦。前、中丛退化残余部分形成小脑幕丛，与边缘窦吻合，促使其向前移位，形成上矢状窦。此后大脑半球增大，横窦被推至水平位置，耳前窦一支形成脑膜中静脉，经岩鳞窦干入乙状窦、乳突、枕髁、舌下导静脉、面部、眶与静脉交通。胚胎 90 d，胎儿颅脑静脉系统具备相当程度成人的特点，下矢状窦入直窦，大脑内，基底静脉，经大脑大静脉入直窦，小脑幕丛向远心端延伸变细，形成岩上窦，与横-乙状窦交界相连。颅内静脉窦形成过程变异很多，Osborn 指出：成人颅脑静脉窦表现正常者仅为 45%～50%，两侧横窦发育不对称为 35%，一侧窦发育不良者占 5%～20%，直窦发育不正常者为 15%。无论动脉发育异常和（或）静脉发育异常都可能产生 DAVF。

（四）病理改变发现

在成人病理标本，硬膜残留动静脉通道，在窦附近更为显著，提出胚胎性瘘交通可能为发生 DAVF 的病理基础（图 2-11），而硬膜小动脉与静脉的交通，似乎是 DAVF 病因之一。

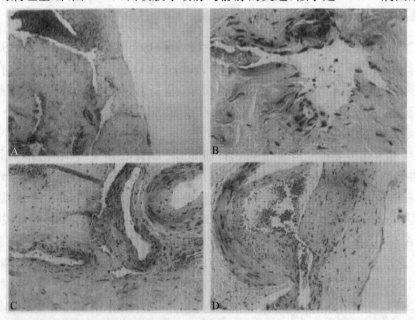

图 2-11　病理硬膜切片

患者，女，59 岁，脑膜瘤患者，距肿瘤 6 cm 处取脑膜 5 mm×3 mm，切片显示：脑膜血管丰富，小动脉、小静脉紧密相邻，结构异常，各部可见动静脉交通。A. 小动脉、小静脉广泛分布，彼此紧密相邻，多呈血窦状结构，HE×40；B. 小静脉呈爆花状膨大，HE×200；C. 小动脉、小静脉紧密相邻，HE×100；D. 动脉与静脉交通，动脉结构异常

三、硬膜动静脉瘘的分类

研究 DAVF 的病理,临床表现时经常提到 DAVF 的分类,同时不同类型的 DAVF 的治疗方法与预后不同,现将 DAVF 几个主要分类介绍如下:

(一)良性和进行性

DAVF 临床表现差别较大,有些患者无明显症状,甚至无症状,因其他原因行影像学检查时发现,而另外一部分患者,症状严重,且为进行性加重,神经系统缺损,颅压高,颅内出血。其归宿差别很大,前者部分人可能自愈,后者可能因颅压高、出血而死亡。故有人提出,DAVF 分为良性及进行性。

(二)Djindjian 及 Merland 等分类

Djindjian 与 Merland 根据 DAVF 引流静脉分布、流向及形态,将其分为 4 级(表 2-1)。Gobin 与 Houdort 在 Djindjian 与 Merland 分级的基础上作了补充及修正(表 2-2)。1995 年 Cognard 在 Djindjian 与 Merland 分级的基础上再一次修正与补充,将 DAVF 分为 5 级 7 个类型(表 2-3)。Cognard 分级比较详细,但仍以引流静脉的分布、流向及形态为基础。目前 Cognard 分级已被多数学者所采用。Borden 将颅脑和脊髓 DAVF 分为三种类型,包括三个亚型(表 2-4),Borden 也是以引流静脉的情况为分级的基础,不过 Borden 将颅脑和脊髓 DAVF 分开,并把单瘘口和多瘘口分开。

表 2-1 Djindjian 与 Merland 的 DAVF 分类(1978 年)

分级	引流静脉
I	引流静脉入静脉窦或入硬膜静脉
II	引流静脉入窦,反流入脑部静脉
III	引流静脉直入皮层静脉
IV	引流静脉直入皮层静脉伴有幕上、下静脉

表 2-2 Gobin 的 DAVF 分类(1992 年)

分级	静脉引流	症状
1	引流静脉入硬膜窦	耳鸣,无神经系统严重损害
2	引流入窦或逆流入皮层	上述症状+癫痫,颅内压逆流入皮层静脉,有出血危险
3	直接引流入皮层静脉	上述症状+脑出血
4	直接引流入皮层静脉+静脉扩张	上述症状+占位
5	髓周静脉引流	上述症状+脊髓病变(50%)

表 2-3 Cognard 分类(1995 年)

分级	静脉引流
I	顺行引流入静脉窦
IIa	在窦内逆流(或逆流入窦)
IIb	逆流入皮层静脉
IIa+b	逆流入静脉窦和皮层静脉
III	直接引流入皮层静脉无静脉扩张
IV	直接引流入皮层静脉伴静脉扩张
V	脊髓静脉引流

表 2-4 Borden 分类(1995 年)

分级	引流静脉
Ⅰ	引流静脉直接引流入硬脑静脉窦或脑膜静脉
Ⅱ	引流静脉直接引流入硬脑静脉窦或脑膜静脉但逆流入蛛网膜下腔静脉
Ⅲ	引流静脉直接引流入蛛网膜下腔静脉,不向硬膜窦或脑膜静脉引流

上述 3 型供应动脉都来自脑膜动脉。

亚型 a——单纯瘘:单一一支动脉

Ⅰa:直接引流入静脉或窦中

Ⅱa:引流入静脉窦或脑膜静脉丛再返流入蛛网膜下腔静脉

Ⅲa:仅仅引流入蛛网膜下腔静脉

亚型 b——多瘘口:供应动脉 2 支以上

Ⅰb:引流入单一硬膜窦或脑静脉丛

Ⅱb:引流入蛛网膜下腔静脉

Ⅲb:引流入一支,偶尔为多支蛛网膜静脉

(三)Barrow DL 分类

Barrow 根据解剖及血管造影颈动脉及分支与靶点的关系将颈动脉-海绵窦瘘分为 4 型(表 2-5):A 型:颈内动脉-海绵窦直接交通(多见于外伤及动脉瘤破裂);B 型:颈内动脉分支与海绵窦交通;C 型:颈外动脉分支与海绵窦交通;D 型:即 B+C 型。Barrow 分类仅用于海绵窦区病变,实际上 Barrow B、C、D 3 型是海绵窦 DAVF。

表 2-5 Barrow 颈动脉-海绵窦瘘分级(1985 年)

分级	瘘与动脉关系
A	颈内动脉直接与海绵窦交通,多见于外伤,海绵窦内动脉瘤破裂等
B	颈内动脉分支与海绵窦交通
C	颈外动脉分支与海绵窦交通
D	B+C(D_3 型属于海绵窦 DAVF)

(四)根据 DAVF 部位分类

DAVF 位于不同部位,临床表现,治疗方法、预后均不同。Lucas 等根据他们的病例及收集的文献共 258 例,将 DAVF 分为 6 种类型(表 2-6):横窦-乙状窦(64 例)、小脑幕裂孔(66 例)、海绵窦(67 例)、前颅凹(23 例)、上矢状窦(28 例)、中颅凹(10 例)。Mironor 根据病变部位及病理情况将 DAVF 分为 5 型:①硬膜窦型;②海绵窦型;③Galen's 系统;④颅底静脉丛型;⑤窦附近皮层静脉型。有人提出将 DAVF 分为后颅凹型,儿童型及多发型等等。Mironow 报告了 DAVF 96 例的位置:硬膜窦 39 例(40.6%),海绵窦 29 例(30.2%),Galen's system 10 例(10.4%),颅底 9 例(9.4%),窦附近皮层静脉 9 例(9.4%)。Lucas 收集英文文献及自己的病例 248 例,DAVF 部位:横窦-乙状窦 64 例(25.8%),小脑幕 66 例(26.6%),海绵窦区 67 例(27.0%),前颅凹 23 例(9.3%),上矢状窦 28 例(11.2%),中颅凹 10 例(4%)。多数文献报告:海绵窦区及横窦-乙状窦区发生率较高。

表 2-6 Lucas 分类（1997 年）

DAVF 部位	治疗方法
横-乙状窦 64 （25.8%）	血管内＋手术治疗,优于单纯一种方法
小脑幕 66 （26.6%）	联合治疗和手术治疗优于血管内治疗
海绵窦 67 （27.0%）	血管内治疗,动脉,静脉入路成功率分别为 62%、78%
前颅凹 23 （9.3%）	手术夹闭疗效为 95%
上矢状窦 28 （11.2%）	
中颅凹 10 （4.0%）	

四、硬膜动静脉瘘的流行病学及临床表现

DAVF 病因不清楚,常为自发性。DAVF 占 AVM(动静脉畸形)的 10%～15%。男：女＝1：2,海绵窦区、横-乙状窦区女性比例较大,相反前颅凹、中颅凹及小脑幕,男性多于女性。DAVF 自然史差别很大,一部分患者为良性,无明显症状,因其他原因脑血管造影偶然发现,其中部分患者其 DAVF 终身无变化,部分患者的瘘自然消退闭合,最后窦及窦腔血栓纤维化而自然消失。但多数患者的 DAVF 随时间流逝,供应血管逐渐增加,症状愈加严重。

婴幼儿 DAVF 可表现心力衰竭,颅内杂音,头部增大,头皮静脉扩张。成人最常见症状为搏动性耳鸣,头痛;进行性 DAVF,由于静脉压力增高,和(或)脑脊液吸收障碍,引起颅内压力增高,其症状包括:恶心、呕吐;突眼、上睑下垂、视力减退、视盘水肿、小脑扁桃体下疝、癫痫发作及神经系统其他损害。由于动脉盗血及静脉淤血,患者可表现三叉神经痛,暂时性缺血性发作性偏瘫、失语、失明、语言障碍,还可能出现脑干缺血,而步态不稳,Pakinsion's 综合征,甚至进行性智力下降。

进行性发展的 DAVF 如不及时治疗,死亡率高达 30%,主要原因为颅内出血,出血最常见于脑实质,并可伴有脑室出血,蛛网膜下腔出血,甚至发生硬膜下血肿。

Award 及同事对进行性发展的 100 例及良性 277 例 DAVF 的部位及血管造影特点做比较,没有哪个部位可以不发生进行性的 DAVF,横窦-乙状窦,海绵窦可以发生,小脑幕区及前颅凹的 DAVF 常为进行性。小脑幕及前颅凹的 DAVF 常经皮层静脉引流,因此出血的危险性很大,Cognard 等发现 DAVF 的临床症状是否有进展与血流状态有关,静脉血流为顺行(即静脉窦压力不高)很少有进行性症状,而当静脉窦或皮层静脉为逆行血流时,DAVF 进行性症状的比例增加,当 DAVF 引流直接进入皮层静脉或形成静脉扩张,其进行性症状与出血率分别为 97% 及 66%。Wilinsky 等报告,软膜静脉迂曲,扩张,表示静脉淤血,无论有无 DAVF 血返流都有出血的可能,如伴有进行性症状,特别容易出血。DAVF 出血可能与其解剖、血液动力及血管退行性变等诸多因素有关。DAVF 出血率估计为 1.8%/年,伴皮层静脉引流者出血率较高。引流静脉远心端狭窄,及小脑幕病变更容易出血。DAVF 再出血率文献报告不一致,Duffau 等报告,两周内再出血率为 35%。

五、小结

DAVF 为不十分常见的脑血管病,约占脑血管畸形的 10％～15％,病因不完全清楚,部分为先天性,大多数与后天因素有关,与静脉窦血栓、外伤、炎症及内分泌失调等有关。好发部位:横窦-乙状窦、海绵窦、小脑幕区等。

DAVF 患者临床表现有很大的差异,从症状偶然发现至突然颅内出血死亡,偶然发现或症状轻微者可保守治疗,症状明显者为突眼、结膜水肿、视力下降、搏动性耳鸣等。头痛者应及时治疗,发生颅内出血、神经系统功能缺失等需要积极处理。

相当部分 DAVF 结构复杂,治疗困难。由于对 DAVF 病理生理机制、解剖结构、血流动力学的深入研究,以及血管内治疗器材、栓塞材料的发展,DAVF 治愈率明显提高,大多数 DAVF 通过动静脉入路,使用电解可脱弹簧圈及新型液体栓塞剂 Onyx 可达到治愈。Onyx 是由乙烯醇异分子聚合体(ethylene-vingalcohol copolymel,EVOH),二甲基亚砜(dimethyl sulfoxide,DMSO)及钽粉按不同比例组成混悬液,具有良好的可控性,弥散性好,不甚粘管,少数极复杂病例可血管内治疗和(或)手术切除,配合立体定向放射治疗。我国神经外科血管内治疗 DAVF 积累较多经验,效果较好,治愈率、致残率、死亡率方面达世界先进水平。

第三章　先天性和后天性异常

第一节　狭颅症

一、概论

狭颅症(craniosynostosis)又称颅骨狭窄症(craniostenosis)或颅缝早闭(premature fusion of cranial suture)。颅盖骨系由七块颅骨互相镶嵌而成,在初生时是彼此分开的,在骨与骨之间形成结实的纤维联合,称为骨缝。正常儿童在 6 岁时可见到骨缝开始骨化,直至 40 岁左右才能完全骨化。不同颅缝过早的闭合,影响了头颅和脑的正常发育,因此而产生的一组疾病,统称为狭颅症。

早在 1791 年 Sommering 提出胎儿在宫内骨缝异常,可造成颅骨畸形。1852 年 Virchow 提出多数颅缝早闭将影响颅腔容积,并提出颅骨狭窄症的概念。1866 年 Graefe 报告狭颅症可引起眼底视盘水肿和失明。1901 年 Schmaus 根据颅骨各骨缝早闭而致头颅向某些方向生长障碍引起的头颅畸形,分为舟状头、宽头、塔状头等头颅畸形。X 线片的使用对本病诊断起了决定性的作用。19 世纪末狭颅症已列入各教科书成为正式疾病。1912 年 Schuller 报告 80 例狭颅症的临床表现及其 X 线片特征,此后临床报道日渐增多。早在 1890 年 Lannedongue 首先报告 2 例狭颅症患者为了美容的原因而手术,此后开展减压手术以阻止视力的恶化,1924 年 Fuber 和 Towne 提出人造颅缝手术来治疗狭颅症,使本病治疗日趋完善。

(一)发病率

本病在新生儿中发病率为 1/(2000～5000),Vincken(1977 年)年统计新生儿中发病率为 2000∶1,Myrianthopoulos(1977 年)统计为 1900∶1,Hunter 和 Rudd(1976 年)报道为 2450 ∶1。澳大利亚 David 和 Simpson(1982 年)统计为新生儿的 1/4000。男性患者占优势,占患者总数的 61%～80%,特别在矢状缝或额缝早闭中更为多见,双胞胎中 10.9% 有狭颅症。一些种族和地区有高发病率如北非的 Gunther 地区。

(二)分类

1.原发性狭颅症

(1)单纯性狭颅症:包括矢状缝早闭(占 39%～61%),冠状缝早闭(占 18%～24%),额缝早闭(占 4%～10%),人字缝早闭(占 1%～4%)。

(2)复杂性狭颅症

1)非综合性狭颅症(nonsyndromic craniosynostosis):双侧冠状缝早闭。

2)综合性狭颅症(syndromic craniosynostosis):狭颅症伴有身体其他部位如面部、神经系统、心脏、骨骼肌肉、肢体(手足)、泌尿生殖系统发育畸形。

综合性狭颅症目前文献报告有 180 种以上,但以 Apert's syndrome,crouzon's 病多见。

2.继发性狭颅症

(1)代谢病引起的狭颅症:如甲状腺功能亢进、佝偻病、红细胞增多症、地中海型贫血、黏多糖沉积症、粘脂病(mucolipidosis)等。

（2）药物所致：如母亲长期服用大量丙戊酸钠、氨基蝶呤（aminopterin）、乙苯乙内酰脲（diphenglhydontoin）等，可引起各种畸形，狭颅症是畸形中的一种。

（3）医源性：脑积水患儿用低压分流管分流过渡可引起继发性狭路症，出现各种颅缝早闭。

Boulet SL等统计1989—2003年281例狭颅症，84%为单纯性狭颅症，7%为多发性。9%为综合征性狭颅症。

（三）病理

颅骨由两个额骨、两个顶骨和一个枕骨骨化中心发育成两块额骨、两个颞骨、两个顶骨及枕骨。额骨间有额缝，两顶骨间有矢状缝，额顶骨间有冠状缝，颞顶骨间有鳞状缝，顶、枕骨间有人字缝互相紧密连接（图3-1，图3-2）。脑颅骨发生于胚胎脊索头端的前方和两侧。硬脑膜的外层是颅骨的发源地，颅盖诸骨属膜内生骨，颅底诸骨为软骨内成骨。新生儿颅骨薄而光滑，只有一层骨板，各骨板之间充以结缔组织，在多个骨板交界处的大片纤维结缔组织称为囟门，新生儿一般无明显的骨缝，随着年龄的不断增长而骨边缘不断骨化，当骨板间相邻的结缔组织宽度不超过5 mm时，才称之为骨缝。颅骨骨缝可分为两大类：一种为纤维组织；一种为软骨连结。颅盖骨颅缝有：两额骨间的额缝、额顶骨间的冠状缝、顶骨与枕骨之间的人字缝。矢状缝：在左右两半颅骨间的中线部及颞顶骨间的鳞状缝。

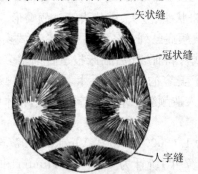

图 3-1　头颅5个颅骨骨化中心

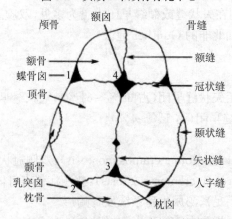

图 3-2　正常颅骨骨缝及囟门的构成图

颅缝和囟随着年龄增长而变窄消失，前囟在2岁左右闭合，后囟生后3个月闭合，蝶囟生后即闭合，1岁左右新生儿才发育骨缝，2岁时骨缝间有纤维连合，骨缝一般先从颅骨的内面开始，而后是外侧，骨缝闭合是指横贯骨缝的融合。

出生后第二年额缝和部分矢状缝自然闭合,矢状缝完全闭合和冠状缝、人字缝在 40 岁闭合,鳞状缝和枕乳缝、蝶颞缝到 70 岁只部分闭合。颅缝过早融合,使颅腔容积变小,特别是生后头几个月会对脑的发育带来严重的影响,限制了脑的正常发育。在正常发育的新生儿,第一年脑重量增加 135%,头颅围增大 50%,到第四年脑重量从生后的 400 g 增加至 1200 g。而 4～18 岁脑重量仅增加 100 g 左右(图 3-3)。因此颅缝早闭使颅内容受限而产生狭颅症。狭颅症除颅骨穹窿部各骨缝的早闭畸形外,在颅底、颌面部、眼眶等骨缝亦可受累而早闭造成颅面部畸形。总之颅缝早闭使颅内容发育受限,影响脑的生长发育,是引起头面部畸形和神经症状与体征的主要原因。

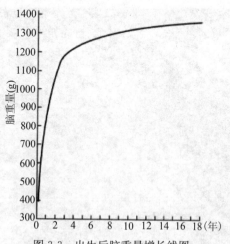

图 3-3　出生后脑重量增长线图

从病理切片检查在早闭的骨缝区未发现特殊改变,骨缝骨化闭合,其间可见散在纤维结缔组织小岛,骨缝融合成一骨嵴。Laitinen 对 20 例骨缝早闭患者进行活检及病理检查,除骨缝早期融合外无其他异常发现。David 活检 38 例亦无异常发现,此两组在未完全融合的骨缝处发现成骨细胞活跃,这可能解释颅缝早闭的原因。

(四)病因

狭颅症的病因尚不清楚,非综合征性狭颅症常为散发,2%～8.8%有家族史。而综合征性狭颅症 28.9%～100%为染色体遗传病,近年报告综合征性狭颅症与纤维母细胞生长因子受体家族(FGFR1、FGFR2、FGFR3)、TWIST1、MSX2 和 EFNB1 基因突变相关,动物实验中发现,上述基因突变可诱发狭颅症。Wilkie 等统计 25%狭路症患者均有上述基因突变。他报告 474 例狭颅症患者 6 个基因 64 人有不同基因突变。因颅骨生长、骨化凋亡等均受这些基因调节,这些基因的突变可引起不同综合征性狭颅症,如 FGFR2 在 Ig Ⅱ～Ⅲ连接区或 Ig Ⅲ区突变可造成 Apert、pfeiffer、Crouzon、Jockgon-weiss 综合征。MSX2 突变丧失功能引起 Saethre-Chotzen 和 Boston-type 综合征。有文献报告 Nell-1 基因能调控成骨细胞分化和凋亡,其过表达可造成颅骨过度生长,引起颅缝早期闭合,造成狭颅症,近年来的研究发现,FGFG2 和 FGFG3 的突变在所有综合征性狭颅症和 74%的非综合征性狭颅症中出现。

(五)临床表现

1.颅内压增高　成人颅腔男性平均为 1300 cm³,女性为 1200 cm³,由于多数颅缝早期融合,颅内容积狭小,不能适应高速生长的脑组织,在儿童有多数颅缝早闭,可出现颅内压(ICP)增加的症状与体征,如头痛、呕吐、视力减退乃至失明,视盘水肿至视神经萎缩等。文献报道颅内压增高症状的发生率为 4.8%~50.3%,这可能与颅缝融合的多少、早晚及其程度有关。Bertelsen1958 年报道 219 例狭颅症有视盘水肿者占 34.7%。由于颅内压增高是缓慢进展的,在 X 线颅平片上显示脑回压迹明显增多(图 3-4)。Renier(1982 年)对 121 例狭颅症患者行颅内压监测,发现颅内压增高与颅缝关合的数目有直接关系,患者有多数颅缝早闭者 47% 有颅内压增高(ICP>15 mmHg),单一颅缝早闭者 14% 有颅内压增高,有报告 358 例不同型狭颅症患者当行颅缝再造型后颅内压下降。Marchac 和 Renier 观察发现,冠状缝早闭比矢状缝或额缝早闭易出现颅内压增高,可能是冠状缝早闭引起颅腔容积缩小的影响较其他颅缝大的缘故。

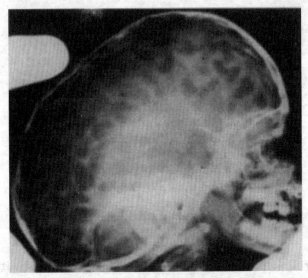

图 3-4 狭颅症患儿颅骨侧位片显示脑回压迹明显增多

2.精神和智力障碍 15.7%狭颅征患者有精神和智力障碍。但 Muke 认为精神障碍不与狭颅症严重程度成正比。文献报道,儿童仅有冠状缝或单独矢状缝早闭者,90%患者其智商(IQ)在正常范围。但额缝早闭者精神紊乱较多见,这是因为前脑发育障碍或还伴有其他先天异常性疾病所致。Renier 测量 258 例狭颅症儿童发现颅缝早闭的数目与精神和智力障碍有直接关系,他发现短头畸形(brachycephaly)78%患儿智商>80,而尖头畸形(oxycephaly 或 turicephaly)69%智商>80,因尖头畸形有冠状缝和矢状缝早期融合。

3.脑积水 在各类型的狭颅症儿童可出现交通性脑积水或梗阻性脑积水,但以交通性脑积水较为多见。但严重狭颅症(多颅缝受累早闭者)发生率高。在特殊的三叶草头颅畸形(kleeblattschädel deformity),在第四脑室水平可出现脑脊液循环梗阻,狭颅症常见的综合征中脑积水常见,如在 Crouton 综合征和 Apert 综合征。

狭颅症脑积水的治疗与一般脑积水不同,因为脑室腹腔分流术可进一步加重狭颅症,特别是矢状缝早闭的患者,另外分流术后头颅变形脑组织仍不能膨胀,术后硬脑膜外易产生血肿,甚至脓肿。

4.视力障碍及眼球突出 因眶内容狭窄而眼球突出,可单眼突出亦可双眼同时突出,Bertelsen 报告狭颅症患者有不同程度眼球突出者占 50%左右。

在严重狭颅患者常有视神经盘水肿和视神经萎缩,视盘水肿是因颅内压增高所致,在 Crouzon 综合征,Apert 综合征和短头畸形时最常见。视神经萎缩可因眼动脉挤压或慢性视盘水肿所致。临床上见于病程较久的患者,出现视盘水肿说明颅腔容积明显狭小和有颅内压增高存在,应及时行颅腔扩大手术,斜视和弱视在狭颅症患者中亦常见,50% Crouzon 综合征显示 V 型斜视。

5.呼吸道损害 在 Crouzon 综合征和 Apert 综合征的患者因颌面部发育不良常有气道损害,可能出现鼻后孔闭锁、打鼾、睡眠呼吸暂停。

6.特殊表现——头面部畸形

(1)矢状缝早闭:最为常见,占狭颅症的 35.5%～70.0%。矢状缝早闭头向侧方生长受限而向前后生长,头前后径长,横径短呈舟状,故称舟状头(scaphocephaly)。头颅指数<70(图3-5～图3-6)。

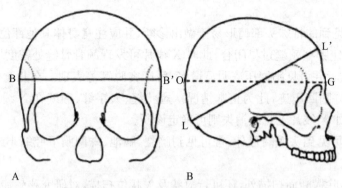

图 3-5 头颅指数测量示意图

A. B-B':正位 X 线片测得头颅最大横径;B. L-L':最大前后径。O-G:枕骨最突出部至眉间

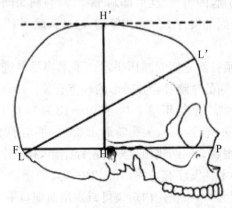

图 3-6 头颅指数测量(侧位 X 线片测量)

H-H':最大高度;F-P:眶下缘至外耳道(Frankfurt 基底线)

$$头颅指数 = \frac{头颅最大横径(内径)}{头颅最大前后径(内径)} \times 100$$

头颅指数<70 为长头型;在 70～80 之间为中头型;>80 为短头型。

矢状缝融合引起的舟状头畸形是狭颅症中最常见者,多无主诉,保持良好健康状态。但有时是颅面畸形的一部分。

(2)冠状缝早闭:较为常见,占 10.6%～40.0%。因冠状缝早闭致使前额扁平,对称呈短头畸形,头颅指数 85,如合并其他颅缝早闭畸形称为尖头畸形,常与额颞缝早闭共存,致使颅前窝狭窄,较陡峭。Sharma(2013年)发现32%双侧冠状缝早闭、10%单侧冠状缝早闭的患儿有TWIST1基因突变,引起Saethre-Chotzen综合征联合有冠状缝早闭。

(3)一侧冠状缝或一侧人字缝早闭:也较为多见,占狭颅症的23.8%。因一侧骨缝融合而对侧颅骨生长不受限制而头不对称,头生长偏向健侧形成斜头畸形(plagiocephaly)。如因一侧冠状缝和额蝶缝早闭则造成额部斜头畸形,在一组报告中最多见,严重影响美容。一侧人字缝早闭造成枕部斜头畸形。半侧斜头畸形(hemicranial plagiocephaly)是因一侧冠状缝、鳞状缝和人字缝均早闭所造成。

(4)人字缝早闭:人字缝早闭造成颅底后部明显扁平,枕骨且增厚。

7.狭颅症合并其他畸形的特殊综合征　参见本节三、复杂颅面畸形。

(六)诊断

从临床上所见到的特殊头部畸形易于做出诊断,并应注意身体其他部位发育畸形。摄头颅X线片后可确定哪些颅缝过早闭合,此时X线片可发现颅骨骨缝处密度增加,或骨缝完全骨化而消失,严重者并可见脑回压迹明显增多,后床突脱钙等表现。在儿童18个月～5岁在前额或顶部有少许脑回压迹,此为正常情况。冠状缝、人字缝、额缝在X线片上是十分清楚的,矢状缝差些,如X线片上骨缝消失则可确定诊断。

CT扫描:除可见到头颅畸形外,常可见到脑裂、脑池、蛛网膜下腔缩小或消失,有时可见到与脑积水并存。

磁共振成像:除横断面扫描外,还可行冠状及矢状位扫描,对研究狭颅症有很大潜力。

(七)鉴别诊断

婴儿因头部睡卧不当引起的斜头、枕后部扁平等,需与斜头畸形、人字缝早闭等相鉴别,并应与痉挛性斜颈、面肌或面部发育不对称相鉴别,通过头颅X线片可明确诊断。

(八)治疗

可行颅缝再造手术或颅骨部分切除减压手术。手术应尽早进行,最好在生后3～9个月时手术,手术疗效与手术时间的早晚及合并畸形的轻重有关。Ferrira(2006年)报告早期外科治疗120例非综合征性狭颅症,平均年龄7.08月(1～18月),其中舟状头占45%,偏头畸形22%,三角头畸形16%,短头畸形13%,尖头畸形4.3%。平均手术时间186min。死亡率为2.6%。Esparza(2008年)报告283例狭颅症外科治疗结果,死亡率为0.7%,85.5%手术效果满意,15.5%不好。主要手术并发症有发热(13.43%),其中感染7.5%,皮下血肿5.3%,硬脑膜撕裂5%,CSF漏2.5%。术中使用内窥镜可减少出血缩短手术时间减少手术并发症。

(九)预后

手术疗效与畸形严重程度、手术治疗早晚有着直接关系,如病变仅累及1～2颅缝,出生后4周即行手术治疗,疗效较好。如多个颅缝受累且有颅压高,出生后度过生理黄疸期即应手术。

手术后美容问题亦可得到不同程度的改善,但严重者不能全部解决问题,在减压手术后,颅内压增高、视力减退、精神障碍均可得到不同程度改善,如合并其他严重畸形者预后差。

二、单纯头颅畸形

临床上根据头颅形状、大小、宽窄、长短及头颅指数的测量,将头颅畸形分类为:舟状头畸形、三角头畸形、塔状头畸形、斜头畸形、尖头畸形等(图 3-7)。

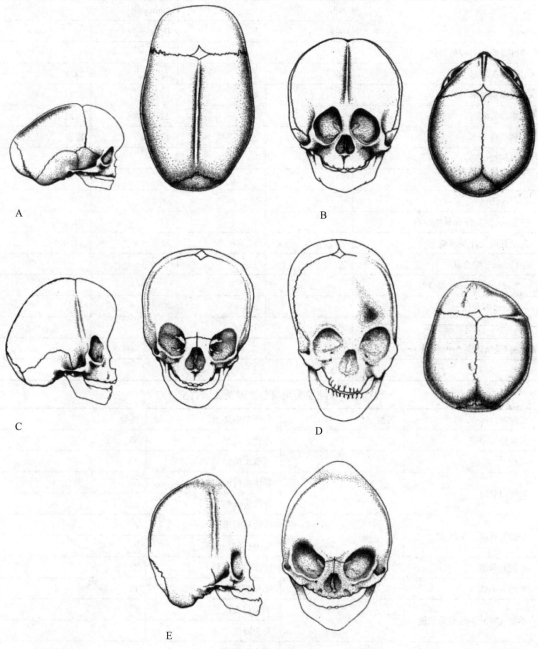

图 3-7 头颅畸形

A. 舟状头；B. 三角头；C. 塔状头；D. 斜头；E. 尖头

　　澳大利亚 Adelaide 儿童医院收治 168 例狭颅症及美国报告 125 例头颅畸形的原因及临床类型分布见表 3-1 和表 3-2。

表 3-1 狭颅症临床类型分布

类型	Adelaide 组		Nancy 组	
	例数	%	例数	%
单纯性原发头颅畸形				
舟状头畸形	58	34.5	35	21.7
三角头畸形	8	4.8	13	8.1
塔状头畸形	12	7.1	34	21.1
斜头畸形	40	23.8	13	8.1
额部(23)				
枕部(11)				
半颅(4)				
三角头、尖头伴有其他畸形	6	3.6	34	21.1
复杂性原发性头颅畸形	26	15.5	21	13.0
Cronzen 综合征	2	1.2		
Saether-Chotzen 综合征				
Apert 综合征	6	3.6	8	4.9
Carpenter 综合征	3	1.8		
其他(包括代谢性)	5	3.0	3	1.9
共计	168		161	

表 3-2 单纯性头颅畸形原因及临床类型分布

骨缝融合	例数	头颅畸形类型	例数
矢状缝±额缝	55	舟状头畸形	55
额缝	8	三角头畸形	8
双侧冠状缝	9	塔状头畸形	9
		舟状头畸形	4
双侧冠状缝+矢状缝	8	塔状头畸形	2
		尖头(轻度)畸形	2
单侧冠状缝	23	额部斜头畸形	23
单侧人字缝	12	枕部或半头斜头畸形	12
单侧人字缝+单侧冠状缝	2	半头斜头畸形	2
		尖头畸形	2
矢状缝+冠状缝+人字缝	3	三角头畸形	1
		斜头畸形	3
其他多颅缝融合	5	尖头(轻度)畸形	1
		塔头畸形	1
共计	125		125

（一）舟状头畸形

舟状头畸形来源于希腊字 scaphe 即小舟的意思,描述一长和窄的头形如小舟一样的头形,此畸形常因前囟和矢状缝过早融合形成。但舟状头患者亦可伴有其他颅缝如冠状缝过早融合所致。

1. 病理 矢状缝部分或全部过早融合,在矢状缝处常可在颅骨表面和内面有骨过度产生形成一个嵴(图 3-8)。这些早闭的骨缝在病理检查时未发现任何异常,尸检材料发现脑组织小于正常和变长,其他均正常,镜下亦无特殊发现。矢状缝融合并有骨嵴从冠状缝到人字缝(原来矢状缝的部位)。

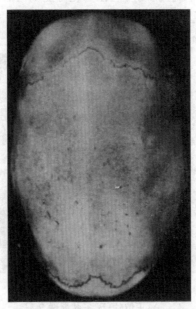

图 3-8 矢状缝完全融合,呈一骨嵴

2. 发病率 在狭颅症中舟状头畸形是最常见的,1968 年 Shillito 和 Motson 报告矢状缝早闭占狭窄症病例的 56%,北美其他报告相似可达 70%。Anderson 和 Geiger(1965 年)报告占 57%,但在欧洲报告舟状头畸形的发病率低,Bertelson(1958 年)在日耳曼民族中占 5.5%,Krenkel 报告矢状缝早闭占狭颅症的 17.5%。Montaut 和 Stricker(1977 年)报告 161 例狭颅症中舟状头畸形占 21.7%,Till 报告在英国占 40%,在澳大利亚舟状头畸形占狭颅症的 35.1%,在 125 例单纯头颅畸形中占 47.2%。

Hunter 和 Rudd(1976 年)统计北美多伦多地区的发生率为每 4200 例新生儿中发现 1 例,即 1000 新生儿中出现 0.24 次。在南澳洲 1961—1975 年的统计为 1/8500 新生儿,即 0.12/1000。

舟状头畸形男性多见,可达 80%,其他报告亦是男性患者占优势,Shillto 和 Matson 报告男性占 73%。

3. 临床表现 在出生后即可发现,头长,明显头的横径变窄,患儿前头部高且突出,颅骨向后倾斜,后头狭窄显得更明显。如合并有冠状缝和矢状缝早闭的患儿前头部突出更为明显,在一些病例头颅较正常患儿大。Lartinen 测量舟状头患儿的头围大于同年龄组儿童的头围,头围增大和头颅变长是因矢状缝早闭,为保证正常颅内容积头颅向前后方向代偿生长之故。

舟状头的头颅指数(参见本节一、概论)是低的。David 统计在 56.5~74 之间,平均为 66.1,头颅指数的计算在临床工作中十分有用,可帮助了解舟状头的严重程度和据此制定手术方案。12％舟状头畸形患儿可出现发育迟缓、语言障碍等症状。单纯矢状缝早闭出现颅内压增高者亦不多见。但无脑积水、癫痫、眼球突出等症状的报道，其他颅外畸形也罕见。

4.影像学检查　侧位X线片显示头颅变长，在枕区加长显得更明显，基底角可能变小，比同年龄组可小15°。在前后位X线片上颅骨狭窄，二顶骨在中线部位相交呈尖形的穹窿顶而正常患者是圆形的顶。

矢状缝融合，X线片上看不到矢状缝，但在婴儿可能仍可看到，常是一侧或一部分完全融合闭锁而在前部或后部仍可见到，如一明显骨增生的直线。因骨过度生长在颅骨外或内侧形成骨嵴。少数病例并可出现脑回压迹增多(图3-9)。

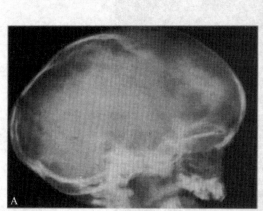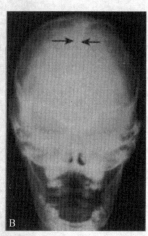

图3-9　舟状头畸形X线片所见

A.正位片;B.矢状缝融合

矢状缝早闭亦可和额缝早闭引起舟状头畸形，亦可同时伴有冠状缝或其他颅缝早闭。

CT及MRI扫描：脑室大小多为正常，常无其他异常发现。

5.遗传学　从遗传学角度认为舟状头畸形是孤立事件，无特殊的遗传学因素。但亦有报告在一个家族中或双胞胎中均发生舟状头畸形。David组的病例中一男性婴儿的父亲和哥哥均为舟状头畸形。这与Gordon和Bell组报告是一致的，是常染色体显性遗传。

6.治疗　单纯矢状缝早闭，患儿除头呈舟状外，多数患者语言、神经、精神状态均正常，但手术指征不单是为了美容的目的，而是为了脑的进一步生长发育，防止将来的发育迟缓。另外长头型给患儿造成的心理障碍也是不容忽视的问题。头颅指数对病情进展有参考价值，Simpson随访28例舟状头畸形，随访中7例头颅指数有所增加，但未超过68。14例头颅指数下降显示舟状头畸形在加重。如1例患儿4个月时头颅指数是63,6年后降至57,X线片显示脑回压迹增多。头颅指数超过68时不需任何处理，当低于65时考虑有舟状头畸形存在，应观察其发展趋势,2岁前应有头颅X线片检查，根据发展趋势决定手术与否。

(1)早期手术治疗

1)手术指征:如仅为矢状缝融合，为了美容可行手术治疗，应在3个月前手术，其效果良好，但可延至5个月时手术。如还有冠状缝早闭则更应手术治疗。

2)手术方法

①矢状旁线性切骨术:在中线旁2 cm各钻2个骨孔，用咬骨钳咬除骨缝宽1 cm，前端超过冠状缝1～2 cm，后端超过人字缝1～2 cm，留矢状中线骨缝宽2～3 cm，骨缝边缘用硅胶膜

包裹；

②矢状线切骨术：中线旁 1.5 cm 颅骨钻洞后，沿中线矢状咬除骨缝宽 1 cm，前后范围如上，术中勿损伤矢状窦，骨缝边缘用硅胶膜包裹（图 3-10）。

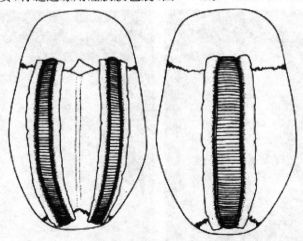

图 3-10 矢状缝重建手术示意图

3）手术结果：David 报告 19 例矢状缝早闭行手术治疗，无手术死亡及后遗症。1968 年 Shillitto 和 Matson 报告 289 例亦无手术死亡。术后美容的疗效满意。舟状头畸形术后 3 个月可获有效的改进，头顶变高，正面像变圆，另外头颅指数平均增加 9（5～14）。

（2）晚期大龄儿童手术：当生后 6 月后手术，线状骨切除再造矢状缝则疗效差。一些研究发现需行两侧广泛颅骨切除术及额眶部骨切除及重建手术。

（二）三角头畸形

三角头畸形来自希腊字 trigonos，三角形之意，头部畸形前头部狭窄，两眼距变短，额部为倒置的楔形在前额正中有一骨嵴从眉间到前囟区。此畸形是额缝早期融合所致。此骨缝在出生后即存在，正常应在 2 岁左右闭合。Anderson 认为三角头畸形是胎儿在宫内额缝闭合所致，另外筛骨发育不良亦可能是造成本病的一个因素。

1.病理 额缝早期融合在眉根上十分明显，融合也可能是不完全的，或前囟完全消失，在融合额缝内侧的下部常有明显的骨质过度生长，病理学检查仅为骨缝的早期融合，并无其他特殊发现。

2.发病率 Anderson 和 Geiger 报告 204 例狭颅症患者中有三角头畸形 21 例，占 10.3%，Matson 报告 525 例狭颅症中占 4%，Bertelsen 报告占 3.7%，Till 报告占 4.5%，Mantaut 和 Stricker 报告占 7.7%。

矢状缝早闭男性占优势约为 75%。

3.临床表现 额缝早闭引起三角头畸形出生后患儿面部即十分特殊，前头部狭窄，隆起，从头顶看如楔形，看起来如三角形，因此称三角头畸形。额骨薄，但在原额缝处骨过度生长成骨嵴，患儿两眼距变短，两眼向内，呈轻度内斜视，外眼角高，眼眉外侧亦向上抬，头颅指数亦较低为 62～80，平均 72.8。因严重的前头发育不良造成前额发育障碍，并可有兔唇发生，或前脑无裂畸形（holoprosencephaly）即前脑未分裂为半球或脑叶，在临床上可出现智力发育迟缓。Andesson 报告 18 例三角头畸形中有 6 例有精神症状，Montaut 和 Stricker 报告 13 例中有 3 例有精神发育迟缓，其他神经体征并不常见，少数患者可出现嗅觉障碍。

4.影像学检查 颅 X 线片额顶位可见头颅如楔状,并可见到额缝完全或部分闭合,呈高密度硬化性改变,前后位 X 线片显示眶间距变窄,侧位 X 线片显示额骨较正常小(图 3-11),其他颅骨正常。颅内压增高症状罕见。CT 及 MRI 检查能确定有无其他脑发育异常。

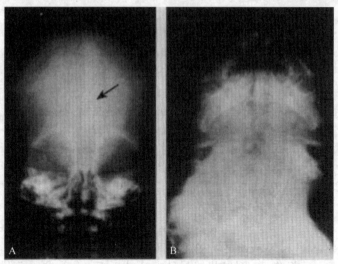

图 3-11 三角头畸形前后位 X 线片见额缝早期融合(箭头)

A. 前后位 X 线片;B. 额顶位见头颅如楔形

5.遗传学 有家族史者罕见。Hunter 等报告患者及其母亲均患有三角头畸形,另外额缝早闭可以是 Carpenter 综合征的一部分,有明显的遗传因素存在。

6.治疗

(1)早期手术治疗:手术指征是为了面部美容,并行额部减压以使额叶脑组织得以生长发育,预防精神发育迟缓的发生。如在出生后 3 个月内手术容貌能很快改善。

手术方法:手术在前额做一冠状皮瓣,在额缝融合部截骨造成人工额缝,截骨范围从前囟至眉间,直达额鼻缝,另外两侧额骨切开做成 2 个游离骨瓣,将骨瓣剪小,固定于前缘,各骨缘以硅胶包裹(图 3-12)。

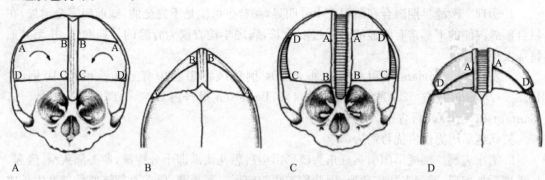

图 3-12 额缝早闭骨缝再造手术示意图

A. 切除融合额线区颅骨,并在双额叶做额骨骨瓣;B. 剪小双额骨瓣,并翻转固定;C. 额瓣转位后,额骨骨缘用硅胶膜包裹;D. 额缝早闭整复前,头呈三角形

(2)晚期手术:出生 6 个月后手术,除切开重建额缝外还需将眼眶向前移置,手术在硬脑膜外进行,需暴露眶顶和眉间区。这些范围的骨瓣一并去除。向前置后重新固定,手术后外貌有改善。

7.手术结果　手术结果很好,面貌明显改进,从美容观点看治疗后均取得较好疗效。

（三）塔状头畸形

塔状头畸形来源于拉丁字 Turris,塔的意思。为一高而宽的头颅畸形,形如塔样因而名为塔状头畸形。患儿头顶向前倾,眼距轻度增宽,为双侧冠状缝早期融合所致。塔状头畸形可是 Apert,Pfeiffer,Crouzon 综合征的一部分。

1.病理　冠状缝早期融合常是完全的,前囟很小,或已消失,融合骨缝的外表面是光滑的,内表面常有骨增生,可延伸至蝶骨大翼、蝶骨嵴,因蝶骨嵴隆起在外侧裂处将硬脑膜挤压成一条深沟,相应颅底骨缝亦可能出现融合。Seeger 和 Gabrielsen 发现常有蝶额缝融合,有报告有蝶颞缝融合者,其他颅缝正常。有报告 6 例活检结果发现冠状缝外观完全消失成一骨小梁,骨缝病理检查并无异常。

2.发病率　美国报告塔状头畸形占狭颅症的 8.8%～11.8%,加拿大一组报告为15.4%。欧洲报告为 20.3%～21.0%,澳大利亚 David 组占 9.6%。Aldridge 报告为 18%～24%。

塔状头畸形女性占优势,男孩儿少见,仅占 25%。

3.临床表现　患者头形异常,出生后前囟很小或已消失,因代偿关系后囟很大。头宽、高,头顶前倾,显得面部低,眶间距轻度增宽,但无突眼,但当婴儿头发长长后,因头发遮盖头部,可能影响头形的观察,但 3～5 岁后有出现眼底视盘水肿的报告。

精神发育迟缓,可出现于 26% 两侧冠状缝早闭患儿。塔状头畸形可合并有其他异常,如先天性心脏病、尿道下裂、青光眼以及肛门异位等。

4.放射学检查　颅 X 线侧位片显示头形异常（图 3-13）,颅前窝短小,基底角增加,眶顶抬高,冠状缝消失,形成骨质增生带,特别是在岩骨区域,有时有部分冠状缝尚未融合,常在冠状缝顶部。蝶额缝亦可融合。

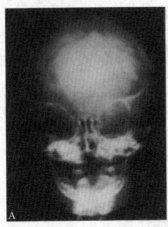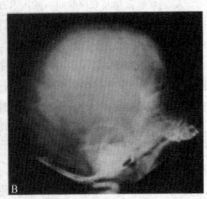

图 3-13　塔状头畸形患儿

A.头颅前后位片　人字缝明显显示,但冠状缝消失,眼眶外角高;B.侧位片显示前颅窝狭小

后前位颅 X 线片显示颅骨变宽,并可见到眼眶的异常,眼眶外角高,蝶骨嵴向外侧,脑回压迹增多仅见于年龄比较大的患者。

5.遗传学　Kosnik 报告塔状头畸形有家族史的病例,其家庭中并有短头畸形患者。Cohen 认为塔状头畸形是短头畸形显性遗传的过度表达。Hunter 和 Rudd 认为,显性基因有高的外显率,其危险性可达 50%。

6.治疗

（1）早期手术治疗

1）手术指征：手术为了阻止狭颅症的加重和改善患儿外貌，手术应在生后 3～6 个月内进行。

2）手术方法

①单侧冠状缝早闭：侧卧位，患侧在上边。头皮冠状切口，皮肌骨膜瓣向前翻达眶上缘，注意咬开眶上神经孔后保留眶上神经。颞肌切开后翻向颞侧，颞窝翼点充分暴露。沿眶上缘在骨膜下向眶内用剥离子剥离，深度 1～1.5 cm。中线暴露鼻额缝，侧方暴露颧额缝。额部颅骨钻洞后取下游离额瓣，保留眶上额带高 1.5 cm，此时将额颞部硬脑膜自颅前窝底及颞骨内侧壁做小量分离，向内后方向用脑压板牵拉，以便用电动铣刀或摆动锯将眶上额带取下，在颞顶眶上额带侧壁做 Z 形切骨。将额带游离后，利用侧方的 Z 形切骨成形，将额带前移前旋到满意位置。游离的额瓣经修剪整复后，放回原位，额瓣前端与额带固定（图 3-14）；

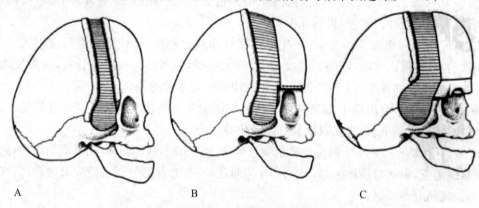

图 3-14　塔状头畸形手术示意图

A.冠状缝重建及双侧颞肌下减压术；B. 手术同；C. 但将额骨向前移

②双侧冠状缝早闭：手术方法与上述相同，只是需做双额骨瓣的游离整复和双侧眶上额带的游离前移前旋。

3）手术结果：David 报告 10 例早期手术，狭颅症在 8 例完全控制，未进一步发展，2 例手术后 3 年出现眼底水肿，发现又有矢状缝融合。行人工矢状缝手术后眼底水肿消退，头形外观改进，头颅指数为 85～98（平均 92），头颅 X 线片亦明显改观。

（2）大年龄儿童手术：此时狭颅症进一步加重，并常有矢状缝融合发生，此时除上述手术外并应行额部开颅和额眶前移手术，为缓解颅内压并应行大的颞肌下减压术。

（四）斜头畸形

斜头畸形来自希腊字 plagios，倾斜的意思。形容患者两侧颅面不对称。

1.额部斜头畸形　占狭颅症的 8.8%～18.5%，女性多见占 60% 以上。因单侧冠状缝早闭造成，但颅底亦受累，有眼眶畸形，冠状缝外侧受累严重，蝶骨嵴有骨增生，致使受累侧额骨及眼眉抬高，同侧颞区隆起，同侧耳翼比对侧下移，面部不对称，前囟小且不对称。狭颅症中多见，是引起容貌改变的重要原因。头颅 X 线片显示单侧冠状缝融合及眼眶畸形，为了美容目的和防止对脑发育的影响，应在出生后 3 个月内手术，手术可行病侧冠状缝重建及额颞骨骨瓣成形术（图 3-15），如大年龄儿童还应行眼眶前置手术。术后头颅畸形得到明显的改观，生后 3 日内手术疗效更好。

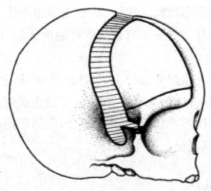

图 3-15　额部斜头畸形手术行病侧冠状缝重建内额骨瓣成形术,及额眶前移手术

2.枕部斜头畸形　占狭颅症的 $6.5\%\sim8.9\%$,为单侧人字缝早期融合造成(图 3-16),有时与颈部肌肉不平衡痉挛性斜颈、脊柱侧弯等外因造成的斜头畸形不易区分。前者头呈菱形,患侧枕部扁平,同侧额部和对侧枕部可有代偿性膨出,同侧耳翼下移,头颅 X 线片可容易区分因姿势、肌肉不均衡引起的斜头畸形,在前后位可显示人字缝融合,在一侧或双侧骨缝处密度增加(图 3-17),显示骨增生,可明确诊断。经枕部切口行人工骨缝再造手术,Hoffman,Matson 等报告术后容貌改善满意。

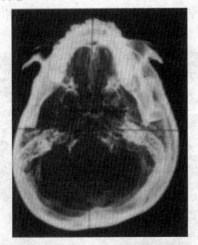

图 3-16　枕部斜头畸形

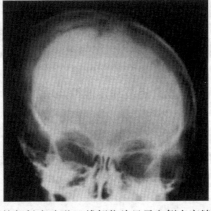

图 3-17　枕部斜头畸形 X 线侧位片显示左侧人字缝早期融合

3.半颅斜头畸形 因一侧冠状缝、人字缝、鳞状缝早闭所致,致使两侧颅面部不对称,显示明显的斜头畸形,X 线侧位片上可显示有这些骨缝的消失(早期融合),神经系统检查多数患者正常。

治疗上应争取早期治疗,先治疗额部斜头,冠状缝重建,如有鳞状缝融合,应行大的颞肌下减压术,减压应深至颅中窝,并应行人字缝重建,人字缝重建可二期手术施行。如患儿就诊较晚,大龄儿童矫正半颅斜头畸形,则应行上颌骨植骨,眶间距增宽等复杂的颌面外科整形手术,使外貌得以改观,但不能恢复至正常外观。

(五)尖头畸形

尖头畸形是严重的狭颅症。

1.病理 为多颅缝早期融合造成的头颅畸形,其全骨缝融合不一定同时出现,如最初可出现冠状缝早期融合而表现为塔头畸形,矢状缝先受累表现为舟状头,当多数颅缝融合后,表现为明显的尖头畸形。骨缝处病理学检查除颅骨骨性融合外无特殊发现。但脑改变可出现脑萎缩及脑积水。

2.发病率 文献报道尖头畸形占狭颅症的 3.6%～19.8%,但多数报道为 3.6%～8.0%。

3.临床表现 患儿头高,呈圆锥状,头颅畸形十分明显(图 3-18),前囟闭合但骨膨隆,头围常缩小,头颅指数增高。

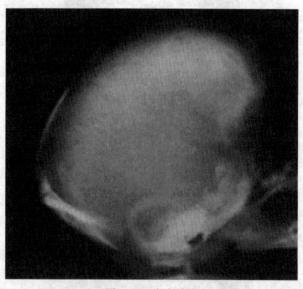

图 3-18　尖头畸形

因多数颅缝早闭,可出现精神发育迟缓和其他神经功能障碍,智力下降,有时可出现视神经萎缩及颅内压增高的症状。

4.影像学检查 颅骨平片可显示多数颅缝的融合,常为冠状缝、矢状缝、颞鳞缝以及人字缝融合(图 3-19)。CT 及 MRI 检查有助于发现脑病理改变,如脑积水等。

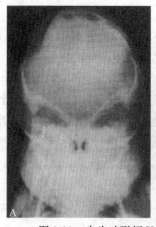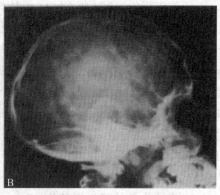

图 3-19 尖头畸形颅 X 线片显示冠状缝、矢状缝、人字缝融合

A. 正位片；B. 侧位片

5.遗传学 尚无法断定本病的遗传学背景,仅有少数报告多颅缝早闭发生在一个家庭中。

6.治疗 手术目的是阻止或纠正狭颅症和为了美容目的改善头颅形状,这类患者主要头颅畸形表现在前额或额后突出,如戴了皇冠似的,应将其去平,可分二期手术进行,第一期先行冠状缝重建和双侧颞肌下减压术,二期再行矢状缝和人字缝重建手术,一般二期手术在一期手术完成 1~2 个月后施行。有脑积水的病例可能在头颅畸形治疗后,脑积水能得到缓解或停止发展,如继续发展则应行脑脊液分流手术。

三、复杂颅面畸形

单纯头颅畸形虽有面部异常,但不突出,主要是头颅的异常,而复杂颅面畸形除有狭颅症外还有面部畸形。复杂颅面畸形又称为颅面综合征(craniofacial syndrome),所有颅面综合征患者均有狭颅症造成的头颅畸形,但这些患者有明显的家族史,明显的显示单基因遗传,主要的颅面综合征是遵循门德尔(Mandelian)的遗传分离定律和独立分配定律的。

Cohen(1979 年)研究结果列出了 57 种综合征同时合并有狭颅症,目前报告有 180 余种与狭颅症并存的综合征,但以 Crouzcm 综合 Apert 综合征多见。现列举出 9 种较为常见的狭颅症综合征(craniosynostosis syndromes)。

(一)Crouzon 综合征

亦称颅面部骨发育障碍(dysostosis craniofacialis)。Crouzon 1912 年首先描述患者有严重的狭窄症,可显示为塔状头、尖头或舟状头畸形,伴有严重的眼球突出,面中部发育不良,钩形鼻。为常染色体显性遗传性疾病。

(二)Apert 综合征(ACSⅠ型)

又名典型尖头并指(趾)畸形(typical acrocephalosyndactyly),或尖头并指(趾)Ⅰ型畸形(acrocephalosyndactyly,typeⅠ,ACSⅠ)。1896 年 Apert 首先描述,1906 年 Apert 报告 10 例,患者有塔状头畸形,上颌发育不良,严重的骨性并指(趾),至少 2~4 指(趾)受累,为常染色体显性遗传性疾病。

(三)Vogot 综合征(ACSⅡ型)

如同 Apert 综合征,塔状头畸形,上颌发育不良更为严重,其他相似于 Crouzon 综合征。

（四）Saethre-Chotzen 综合征（ACSⅢ型）

1931 年 Saethre 首先报告，1952 年 Chotzen 对本病加以补充。患者呈扁头畸形和其他颅盖畸形，低发际，耳畸形和部分皮肤性并指（趾），为常染色体显性遗传病。

（五）Warrdenbyrg 综合征（ACSⅣ型）

1934 年 Warrdenburg 首先报告，患者有狭颅症、青光眼、腭裂、上下颌过小、耳位低下、2～4 指或膝软组织并联、拇指（趾）远端缺如，如无指（趾）甲，2 指远端分裂和双指（趾）甲，第 4、5 指（趾）弯曲畸形，锤状趾（hammer toes）（即足趾近端趾骨伸展而第二及远端趾骨弯曲如爪），外生殖器发育异常，动脉导管未闭等。

（六）Pfeiffer 综合征（ACSⅤ型）

1964 年 Pfeiffer 首先报告，患者呈塔状头畸形，上颌发育不良，宽拇指和大足趾，部分程度的皮肤并指（趾）。为常染色体显性遗传病。

（七）Noack 综合征（ACPSⅠ型）

患者呈尖头畸形，轻度并指（趾），大的拇指和大的足趾，或多趾畸形等，为常染色体显性遗传病。

（八）Carpenter 综合征（ACPSⅡ型）

又名尖头并指（趾），多指（趾）畸形Ⅱ型（acrocephalopolysyndactyly, typeⅡ）。1901 年和 1909 年被 Carpenter 首先报告，患者呈尖头或舟状头畸形，严重皮肤并指（趾），肥胖等，为常染色体隐性遗传病。

（九）Cohen 综合征

又名颅面鼻发育不良（craniofron-tonasal dysplasia），1970 年首先由 Sedano 描述额鼻发育不全，1979 年 Cohen 描述额鼻发育不良并有狭颅症，塔状头、眶间距增宽、鼻裂，可能为染色体显性遗传性疾病。

颅面综合征的治疗十分复杂，原则上按患者狭颅症表现的各种头颅畸形行人工颅缝再造手术，以阻止因狭颅症影响脑组织的发育，然后行复杂的颌面外科手术整形，可参阅有关的颌面外科专著。

第二节　颅裂与脑膜脑膨出

颅裂（cranium bifidum）纯属先天性颅骨发育异常，表现为颅缝闭合不全而遗留缺损，形成一个缺口。凡颅缝遗有缺损处均可发生。一般多发生在颅盖骨或颅底骨的中线，少数偏于一侧。如果从缺口处无组织外溢，则称隐性颅裂。反之，有组织外溢则称囊性颅裂，为较常见的先天畸形。

一、发生率

颅裂畸形是较常见的先天性颅脑畸形，其发生率约为新生儿的 1/2500～1/6500，发生胎次以第一、二胎居多，早产儿占 20%。有研究报道，脑膜膨出的发生率在新生儿中占万分之一，其中枕叶占 71%，顶叶占 10%，鼻咽部占 10%，额部占 9%。就其发生率来讲，颅裂及脑膜脑膨出比脊柱裂及脊膜膨出要低得多。

二、病因

颅裂畸形的发生原因目前尚不够明确,但普遍认为为先天性发育异常。一般认为与胚胎期神经管发育不良,中胚叶发育停滞有关。这种发育不良可能受胚胎时期最初数周孕妇受外伤、感染、新陈代谢障碍等因素的影响。神经管闭合大约在胚胎 6 个体节时,自神经管中部开始渐向头尾两端进行,神经管后孔于 30 个体节时完全闭合,闭合越晚的枕部发生畸形的机会就越多。由于颅骨的缺损,颅内容物部分向外膨出,形成一明显的包块称为囊性颅裂。如中胚叶分化较好,阻止了颅内容物的疝出,称为隐性颅裂,后者比前者多见。本病是否有遗传因素尚不明了,但同胞兄妹有同类畸形者已有报道。

三、病理

(一)发生部位

颅裂通常好发于颅骨的中线部位,少数偏向一侧颅顶及颅底。颅顶者可自枕、额、顶或颞部膨出,但以枕部多见;颅底者可自鼻根部、鼻咽腔或眼眶部膨出,以鼻根部居多。金惠明(2008 年)报道的 48 例小儿脑膨出,枕后脑膨出 36 例,前颅窝 2 例,顶部 4 例,颅底 6 例。

(二)分类

按有无颅内容物膨出可分为隐性颅裂和囊性(显性)颅裂两种,前者无颅内容物膨出,外观无包块,多在行颅骨 X 线片检查时偶然被发现;后者则有颅内容物自骨缺损处膨出。按照所膨出的内容物的不同又可分类如下:

1. 脑膜膨出(encephalocele)　膨出的囊仅由软脑膜和蛛网膜组成,硬脑膜常缺如,囊内充满脑脊液,不含有脑组织,皮肤完整,但可变薄或硬化。

2. 脑膜脑膨出　膨出囊内含有脑组织,软脑膜及蛛网膜,脑脊液,但脑室并未延伸进入缺损处。

3. 脑膨出　膨出囊内为脑实质,无脑脊液。

4. 囊性脑膜脑膨出　膨出囊内容物为脑和脑室,并在硬膜和脑组织之间有液体存在的空间。

5. 积水性脑膨出　为脑室系统的一部分与脑膨出的腔相交通。

6. 囊性脑膨出　脑实质和脑室一部分突出,脑膜和脑实质之间无脑脊液存留。

其中以脑膜膨出和脑膜脑膨出多见(图 3-20)。

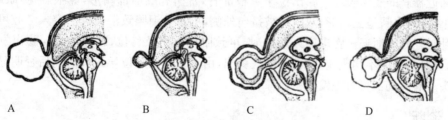

图 3-20　几种内容不同的显性颅裂

A. 脑膜膨出;B. 脑膨出;C. 囊性脑膜膨出;D. 囊性脑膨出

(三)形态与大小

颅裂畸形的颅骨缺损大小差别较大,小者仅容探针通过,囊内仅为脑脊液;大者直径可达数厘米,膨出囊呈圆形或椭圆形,多有脑组织膨出。膨出囊之被膜通常为正常的皮肤,有时也可以是红色的膜。膨出的囊可因其颅骨缺损部位不同,其形态、大小而有所差别。

（四）伴发畸形

颅裂畸形常伴有其他部位的畸形,如唇裂、腭裂、多指畸形、先天性心脏病、脑穿通畸形、脊柱裂、畸形足、脑积水、潜毛窦以及耳廓、肋骨、脊柱、外生殖器等的畸形。脑积水的存在,又加重了脑膜脑膨出的程度。

遗传因素尚不明了,但同胞兄妹有同类畸形者已有报道。

四、临床表现

（一）性别、年龄

一般男多于女,男女之比为 2∶1。本病一半自出生时即可发现,并随年龄增长而长大。少数在生后一段时间才被发现。林时松(1991 年)报告的 56 例囊性颅裂畸形,年龄最小 3 d,最大 3 岁,平均 3.75 个月。金惠明(2008 年)报道的 48 例小儿脑膨出,男性 28 例,女性 20例,年龄最小 1 d,最大 15 岁,其中 1 个月以内新生儿 12 例,2 个月～1 岁 20 例,1 岁以上16 例。

（二）症状、体征

隐形颅裂一般无明显的症状及体征,少数病例到达一定年龄后,可能有相应的局部及神经、脑的受损表现。故在此不作赘述。仅将囊性颅裂之临床表现分析如下:

1.局部症状　一般多为圆形或椭圆形的囊性膨出包块,若位于鼻根部多为扁平状包块,其大小各异,大者近似儿头,小者直径仅数毫米或几厘米,有的生后即较大,有的逐渐长大,其被盖之软组织,厚薄程度相差悬殊,个别者可薄而透明,甚至破溃渗漏出脑脊液而发生反复感染,导致化脓性脑膜炎。厚者软组织丰满,触之软而有弹性感,有的表面似有瘢痕样而较硬,其基底部可为细的蒂状或为广阔基底。有的可触及骨缺损之边缘。囊性包块一般较软而有弹性,触压时可有波动感及颅内压增高,当患者哭闹时包块增大而张力增高。透光试验阳性,在脑膜脑膨出时有可能见到膨出的脑组织阴影。

2.神经系统症状　轻者无明显的神经系统症状,重者与发生部位及受损的程度有关,可表现智力低下、抽搐及不同程度的瘫痪、腱反射亢进、不恒定的病理反射。如发生于鼻根部时,可一侧或双侧嗅觉丧失,如膨出突入眶内,可有Ⅱ、Ⅲ、Ⅳ、Ⅵ脑神经及第Ⅴ脑神经的第 1支受累。如发生于枕部的脑膜脑膨出,可有皮质性视觉障碍及小脑受损的表现。

3.临近器官的受压表现　膨出位于鼻根部者,常引起颜面部畸形,鼻根扁宽,眼距加大,眶腔变小,有时眼睛呈三角形,双眼球被挤向外侧,可累及泪腺致泪囊炎。突入鼻腔可影响呼吸或侧卧时才呼吸通畅。膨出突入眶内时,可致眼球突出及移位,眶腔增大。膨出发生在不同部位,可有头形的不同改变,如枕部巨大膨出,由于长期侧卧位导致头的前后径明显加大而成舟状头。有时局部可有毛发异常。

五、诊断

根据病史及临床表现,肿物的部位、性质、外观、透光试验阳性,一般做出正确诊断并不困难。颅骨 X 线片可发现颅骨缺损的大小和范围。

1.CT　可显示出颅骨缺损及由此向外膨出具有脑脊液同样密度的囊性肿物,如合并脑膜脑膨出则可见与脑同样密度的表现,可见脑室的大小、移位、变形等。

2. MRI　可见颅骨缺损及由此膨出的脑脊液,脑组织、脑血管及硬脑膜组织信号的肿物,可见颅内其他结构的改变及畸形的表现。

3. X线　检查亦可清晰见到颅裂。

六、鉴别诊断

鼻咽部脑膜膨出,应与该部位的肿瘤鉴别,颅骨平片上即可见到颅骨裂孔及前颅底为漏斗样畸形改变。有条件者行 CT 及 MRI 检查,可发现与颅内相通及与颅内不同组织的密度或信号影像表现。如无条件者,可行局部穿刺,若抽出脑脊液即可注入氧气或过滤空气后摄片,气体进入颅内即可诊断。

七、治疗

手术治疗为本病的主要治疗方法。因为囊性颅裂一旦破裂,可以引起颅内感染。从整形意义上来看,也应早期手术。单纯的隐性颅裂一般无需特殊治疗,除巨大脑膜脑膨出或脑膜脑室膨出,合并明显的神经系统损害,智力低下及明显的脑积水者外,均应行手术治疗。手术的目的是封闭颅骨缺损,切除膨出囊,还纳膨出的脑组织等内容物,防止发生进一步神经功能障碍。

(一)手术时机

关于囊性颅裂的手术时机问题,近年来观点已有所改变,以往认为手术时机最好在出生后 6~12 个月。其理由为此时患儿手术耐受性较大。目前国内外均主张尽早手术,出生数周甚至数天即可施行手术。尽早手术的理由:①囊肿随年龄的增大而增大,可使邻近的脑组织受牵拉或嵌顿在颅骨缺损处,也可发展成为脑膜膨出而影响手术效果;②早期切除膨出囊,避免肿物因继续膨大而破溃,引起脑脊液漏而继发感染;③婴儿组织修复能力强,生长快,颅骨缺损不需修补,鼻根部脑膜脑膨出早期施行颅内修补手术,一般不需二期手术修整美容,并且可预防面部畸形的发生与发展;④早期处理膨出的神经组织,避免发育过程中神经组织膨出或畸形的组织牵拉与压迫,防止或减少神经功能障碍,减少脑积水的发生率,并且有些婴儿神经功能在手术后可获改善。林时松(1991 年)和种衍军(1991 年)等报告的手术结果,亦充分说明手术越早效果越好。至于手术时机的选择问题,种衍军等提出以下几点参考意见:①单纯脑膜膨出,可在出生后 1~2 周后进行手术;②脑膜脑膨出于出生 24 h 后即手术,有利于减少或防止脑功能障碍的加重和脑积水的发生;③囊壁感染,脑脊液漏者应积极控制感染,采取创面清洁或接近愈合后,再行手术;④囊壁菲薄或破裂有潜在感染可能者,应行急症手术;⑤脑膜、脑、脑室膨出者在出生后 2~3 个月,有了一定生存能力时,再手术为妥;⑥鼻根部脑膜、脑膨出大于鸡蛋或其他部位膨出的骨缺损直径>2 cm 者,应在生后 6 个月再行手术。

(二)囊壁破裂或发生颅内感染的手术问题

林时松(1991 年)对这个问题提出了自己的见解,一方面着重手术前准备工作;另一方面采取下列措施:①严格消毒囊肿周围皮肤,盖上厚棉垫,使破溃处不裸露;②脑脊液细菌学检查,以明确有无细菌生长,同时做好药物敏感试验;③全身使用抗生素 2~4 d,同时注意支持疗法,以提高机体的抗病能力,并发颅内感染的手术危险性很大,应在破溃而未发生颅内感染前早期手术治疗,才是防止感染向颅内扩延或挽救患儿生命的有效措施。

（三）手术方法

颅裂畸形的手术方法一般分为颅外法及颅内法两种。前者适用于枕部、顶部、颞部膨出及个别的鼻根部骨缺损较小的病例。颅内法主要用于颅底鼻根部、鼻咽部或鼻眶部膨出。膨出囊的修补可采取硬膜外或硬膜内入路。

1. 枕部、顶部的脑膜脑膨出修补时，可选择直线或梭形切口，切除范围应适度，防止缝合后张力过大，不好愈合。沿切口直达囊壁，分离至囊颈及裂孔处，切开囊壁，探查囊内容物，无脑组织膨出切裂孔小，可行荷包缝合结扎，切除多余的膨出囊，再逐层重叠加固缝合。如有少量脑组织，应分离后还纳颅内。骨缺损处一般不作修补（图 3-21）。

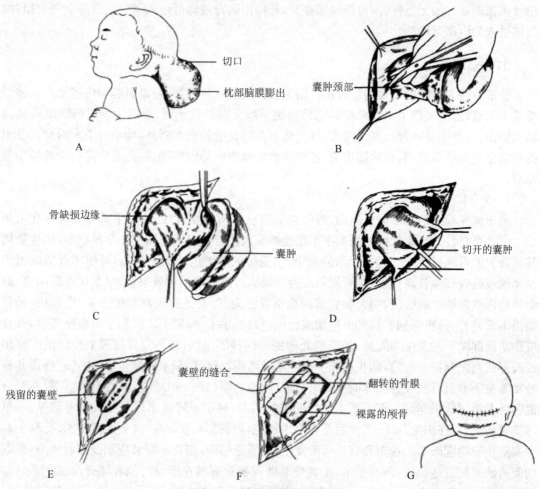

图 3-21　枕部脑膜膨出修补术

A. 切口；B. 皮肤切开后分离囊肿颈部至骨缺损缘；C. 沿虚线切开囊壁探查；D. 囊壁已切除，用组织钳提起囊膜准备缝合；E. 囊壁作间断缝合；F. 在骨缺损缘翻转骨膜作加强囊壁缝合；G. 间断缝合皮下组织及皮肤

2. 额部囊性颅裂一般采用冠状发际内切口，显露额部、额鼻部，切除膨出不正常组织，将附近硬脑膜翻起覆盖在颅骨缺损处严密缝合。颅骨裂孔小者，不必修补骨缺损，如颅骨缺损直径＞2 cm，可用硅橡胶、钛网等材料修补。

3. 鼻根部、眶部、鼻咽部脑膜脑膨出修补时，多为二期手术。第一期手术，应行双额冠状开颅，切开硬膜，结扎前部矢状窦并切断，掀起双额叶即可发现膨出囊颈部，如膨出少量脑组织,分离后还纳颅内,如膨出脑组织较多时,可分离以后电凝切断(图3-22)。裂孔小者利用翻转硬膜修补即可,再用硬膜重叠加固修补,逐层关颅。第二期手术,主要是整形术,将鼻根部萎缩的多余囊壁切除并整形,使其外观达到理想的美容。合并脑积水者可施行脑脊液分流手术。鼻腔或鼻咽部脑膜脑膨出可采用经鼻内镜下手术修补,以减少传统开颅手术创伤,但需合理掌握适应证。

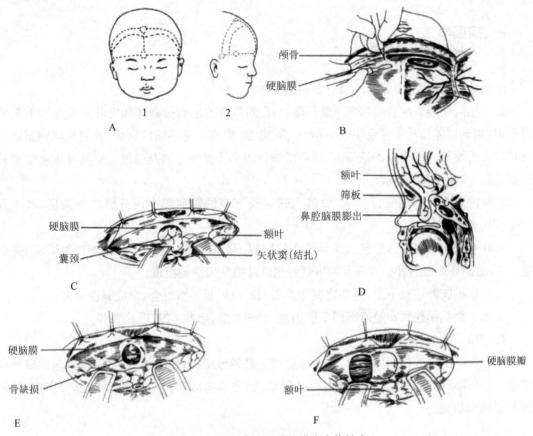

图 3-22 眉间、鼻腔内的脑膜膨出修补术

A.1、2双侧冠状切口的正侧位观(粗虚线表示头皮切口,细虚线表示骨瓣切口及钻孔);B.骨窗前缘切开硬脑膜;C.切开硬脑膜,结扎矢状窦,用脑压板抬起额叶显露膨出的囊颈;D.经筛板鼻腔内脑膜膨出;E.异常脑组织切除,见硬脑膜缺孔及骨缺损;F.自邻近切取硬脑膜瓣作硬脑膜缺孔修补,基底部的骨孔以有机玻璃填塞

八、并发症及预后

正确掌握手术适应证及操作规程,可相对减少并发症。其主要并发症如伤口感染、脑积水、手术局部皮肤坏死,以及伤口脑脊液漏等。其预后主要取决于病变的程度,单纯脑膜脑膨出经过手术治疗后一般效果均较好,可降低死亡率、降低脑积水的发生率,减少和缓解神经系统的损害症状;而脑膜脑室膨出,一般均合并神经功能障碍及智能低下和其他部位畸形,预后差。手术不能解决其他畸形及改善智力。

第三节　颅内蛛网膜囊肿

颅内蛛网膜囊肿(intracranial arachnoidal cyst)是由颅内蛛网膜形成的内含脑脊液的囊性占位病变。

一、病因学

(一)先天性(又称原发性)

胚胎期形成,临床上无原因可寻者亦属此类。

1. 胚胎时期随着脑脊液(CSF)聚积增加,在间质合胞细胞被破坏和吸收形成蛛网下腔的过程中,局部液体流动速度变小或小梁不完全断裂,形成引流不畅的盲袋,致使在蛛网膜层内残留潜在性囊腔。再通过渗透梯度、单向活瓣性阻塞及囊壁分泌及通过血管脉冲推动学说的机制,进一步膨胀发展而成。

2. 蛛网膜在胚胎期发育异常,脱落入蛛网膜下腔的蛛网膜小块分裂成为两层,其中有CSF积聚成为囊肿。

3. 胚胎期室管膜或脉络膜组织异位于蛛网膜下腔,发育成退化的分泌器产生CSF,并阻塞CSF的循环形成囊肿。有在左额顶囊肿内含脉络丛组织的报道。

4. 胚胎期脑叶形成不全,再加之覆盖其表面的蛛网膜异常融合,形成囊性包裹。

5. 胎儿期脑损伤致小量蛛网膜下腔出血,形成包膜,吸收CSF形成囊肿。

(二)后天性(又称继发性)

因产伤或生后外伤颅内出血、颅内感染产生黏稠分泌物、开颅手术损伤,皆可造成蛛网膜粘连,使局部蛛网膜下腔和脑池发生明显阻塞,加之单向活瓣和CSF搏动的推动作用,致使CSF聚积形成囊肿。

二、病理表现

按蛛网膜囊肿形成的不同病因和过程可分为:

1. 蛛网膜内囊肿(intraarachnoid cyst)　又称真性蛛网膜囊肿,囊壁顶和底全部由蛛网膜构成。

2. 蛛网膜下囊肿(subarachnoid cyst)　又称软膜囊肿(leptomeningeal cyst)或蛛网膜下憩室(subarachnoid diver-ticulum),是由于蛛网膜周围与软脑膜发生粘连而形成蛛网膜下腔的局部扩张。因此囊壁的顶为蛛网膜,底为软脑膜,其间有窄小的通道使囊与蛛网膜下腔相通。囊肿壁外一层为纤维结缔组织,囊壁内附一层扁平蛛网膜细胞,可有白细胞和淋巴细胞浸润,内壁常略发白,个别囊壁有明显增厚及异常增生的血管网。囊肿内液体成分同CSF,也有蛋白含量增高呈淡黄色。囊肿可呈多房性。

囊肿大小不等直径,有6～13 cm,内含囊液量可达20～350 mL不等,囊肿形态因发生部位不同而异。有多边形(颅中窝、侧裂池、枕大池)、类圆形或梭形(大脑凸面)、半圆形(半球间裂)等。囊肿局部脑组织长期受压而萎缩。局部骨板(颞、枕骨鳞部)受压变薄,并向外膨隆。位于颞前部的囊肿可伴有先天性颞叶发育不全(又称先天性颞叶不全综合征)。

三、发病率及好发部位

颅内蛛网膜囊肿占颅内占位病变的 1‰～3‰,多为先天性,儿童占 70%,男:女=4:1,男性中的左颞囊肿多于右颞,为 2:1。颅内蛛网膜囊肿的病程自生后 1 个月,最长达 37 年。部位以外侧裂及颞前部最为多见(占 47.1%),其次为枕大池(占 17.6%)、大脑突面(占 14.7%),其他部位有四叠体池、鞍区、脑室内、脑桥小脑角以及大脑间裂等(图 3-23～图 3-26)。

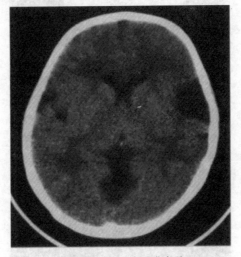

图 3-23　右颞蛛网膜囊肿

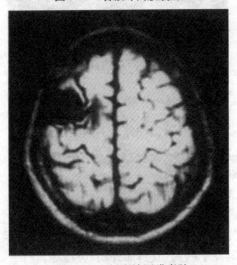

图 3-24　左额颞蛛网膜囊肿

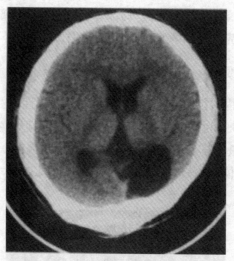

图 3-25　右枕部蛛网膜囊肿

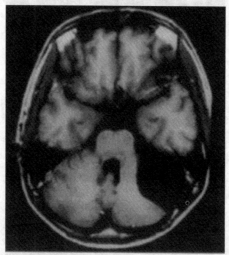

图 3-26　右小脑蛛网膜囊肿

四、临床分类

为便于指导临床实践,可将蛛网膜囊肿分为不同类别。

(一)依是否引起临床症状分类

1.静止型　无症状,囊肿大小不变。

2.进展型　症状逐渐加重,囊肿逐渐增大。

(二)依囊肿产生的原因分类

1.先天性(原发性)　先天发育障碍,可伴其他畸形如透明隔及胼胝体缺如,多见于儿童。

2.后天性(继发性)　继发于颅内疾患,如外伤、炎症等。

(三)依囊肿与脑实质的关系分类

1.脑实质外型　大多位于颅底部位,如中颅凹型、后颅凹型、鞍区型、小脑桥脑角型、脚间池型等。

2.脑实质内型。

3.混合型。

(四)依囊肿与蛛网膜下腔是否相通分类

1.非交通型　即真性蛛网膜囊肿。囊肿与蛛网膜下腔完全隔开,多为先天性。

2.交通型　即蛛网膜下囊肿,囊肿与蛛网膜下腔有一狭窄通道交通,多为后天性。

五、症状与体征

颅内蛛网膜囊肿60%～80%出现临床症状,主要表现为颅内压增高造成的头痛、呕吐。癫痫常为首发症状,亦可出现头颅增大、局部颅骨隆起(颞、枕部)、偏瘫、智能障碍、小脑共济失调、视力减退、双颞侧偏盲、感觉减退、听力下降等症状。

位于颅后窝、大脑深部及中线部位的囊肿,常在体积较小时即可出现颅压增高梗阻性脑积水症状。位于大脑半球凸面及颅中窝前部的囊肿,颅压增高的症状发生则较晚,但常首先出现进行性加重的症状性癫痫,患儿可由热惊厥发展成无热惊厥。此外,当患儿受到不被注意的头部轻微外伤后,出现了不能解释的临床症状时,应该考虑到是否有颅内蛛网膜囊肿存在,造成了颅内出血(囊肿内及硬膜内外)。

六、检查及诊断

1.CT　颅内蛛网膜囊肿的囊液密度同CSF,囊壁无强化,周围无水肿带。局部脑组织受压变形或移位。位于中线部位者,可出现梗阻性脑积水。

2.磁共振(MRI)　颅内蛛网膜囊肿在T_1WI呈低信号,T_2WI为高信号,囊液同CSF信号。成像优于CT,因无伪影且可多轴成像,尤其对继发于颅内感染后的囊肿及炎性肉芽肿MRI亦可加以区别。

3.CT脑池造影　用碘海醇(欧乃派克,ominipaque)5～10 mL,通过腰椎穿刺注入,即刻成像,蛛网膜囊肿内不见药液充盈即可明确诊断。当延迟1.5～4.5 h成像,可见对比剂逐渐进入囊内均匀分布,但较蛛网膜下腔的对比剂密度低,以此了解囊肿范围和与蛛网膜下腔的通畅程度,但不能显示交通口的位置和大小(图3-27,图3-28)。

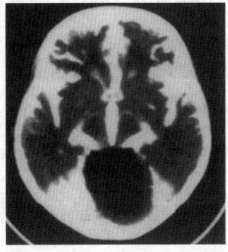

图3-27　脑池造影显示蛛网膜囊肿与蛛网膜下腔不交通

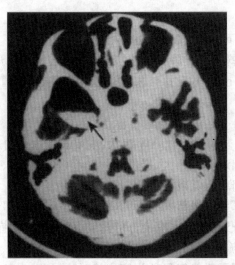

图 3-28　脑池造影显示对比剂进入蛛网膜囊肿内

4. 单光子计算机层显像技术(SPECT)放射性核素脑池显像　腰椎穿刺注入$^{99\,m}$Tc-DTPA 111~185 MBq 后,分别于 1、3、6、24 h,行多体位脑池平面显像,通过不同时相的 SPECT 观察,根据显像和半定量指标,将囊肿分为三型:

(1)闭合型:囊肿不显影。

(2)交通良好开放型:2 h 内显影,高峰时间<3 h,高峰摄取率 60%,24 h 潴留率<30%。

(3)交通不良开放型:指标均大于交通良好型。

此法不但可了解囊肿位置、形态、大小,亦可了解其交通情况、交通部位及循环速率。

以上三者定位诊断的阳性率:CT 89.3%,MRI 96.2%,放射性核素成像 92.8%。

七、鉴别诊断

(一)脑穿通畸形囊肿和巨大枕大池

两者均属先天发育异常,与脑室、蛛网膜下腔相交通,对比剂可顺利进入。

(二)胆脂瘤、皮样囊肿、表皮样囊肿

CT 值均为负值,MRI 的 T_1WI 及 T_2WI 均为高信号,因囊肿内脂类物质含量高。脑池造影瘤体内不显影,但造影剂可进入瘤体的裂隙内。

(三)囊性胶质瘤

囊壁一侧有瘤结节,囊壁厚度不等,瘤结节和囊壁可同时被强化。

(四)血管网织细胞瘤

大囊小结节,结节可被明显强化,在 MRI 瘤结节处可见血管流空现象。

(五)Dandy Walker 综合征

第四脑室扩大向枕大池敞开,但中孔闭锁,小脑蚓部缺如,小脑半球向两侧分离。而枕大池蛛网膜囊肿不与第四脑室相通,第四脑室受压前移或梗阻,小脑蚓部存在。

(六)脑囊虫及包虫病

MRI 显示低信号囊肿,周围可有水肿带,囊内可见头节,尤其包虫的子囊形成的多房分隔有助于鉴别。

（七）局限性脑皮质萎缩塌陷或局限性脑白质萎缩

致脑室局限扩大，两者均可被对比剂充盈，以此区别脑外及脑室内囊肿。

（八）硬膜下积液

呈半月形，位于硬膜下与蛛网膜之间。

八、治疗

颅内蛛网膜囊肿若无症状无须急于手术，但必须随诊，有终身处于稳定静止状态，甚至有自然消失者，因其他疾病而意外发现有颅内蛛网膜囊肿者，亦可暂不手术。唯有对于儿童，一般主张一旦发现应即时手术切除，允其颞叶囊肿，以防阻碍脑及其功能的发育。

（一）手术指征

1. 有颅内压增高，脑受压，中线移位，脑室系统梗阻者。

2. 有颅内（囊肿内或硬膜下）出血者。

3. 有明显局限性神经功能损伤者。

4. 顽固性癫痫，囊肿周围有棘波放电者。

5. 神经心理学测试有轻度神经精神症状，记忆力下降，思想不集中，有认知能力下降（左颞窝囊肿）等表现者。

（二）手术种类

1. 囊肿壁切除术　宜在显微镜下进行，尽量减少脑损伤和出血。囊内液应缓慢放出，以免脑组织突然塌陷，造成中线结构移位、脑干摆动及颅内出血，血肿形成。在不损伤脑组织的前提下，尽可能多切除囊壁，尤其应充分解剖大血管周围的脏层囊壁，打开蛛网膜的包绕，松解囊周对皮质表面血管的束缚，以防囊肿及癫痫的复发。使囊肿与周围蛛网膜下腔、脑池、脑室广泛的交通，是手术成功的关键。同时，要注意保护好囊肿外侧壁的桥静脉，特别是外侧裂静脉。对有顽固性癫痫患者术中应用脑电监测，行软膜下囊肿周围病灶切除术，脑功能区软膜下弓形纤维横切术或脑回热灼术，以及胼胝体切开术。曾有报道术中用654-2明胶海绵贴敷于粘连损伤的脑表面，可有效预防癫痫复发。又有研究提倡术后用囊腔区外引流，至CSF清亮为止，以预防术后并发症及囊肿复发。

2. 囊肿-腹腔分流术　适用于年老体弱多病及巨大囊肿患者，或囊壁切除术后复发者。

3. 立体定向术及脑神经内镜的应用　通过锁孔或小骨窗颅进入内，打通囊肿至脑池及脑室的通路（造瘘口不应<1 cm）。同时打通囊内纤维分隔，电灼囊壁上的小血管，切除部分囊壁。此法适用于脑室内、纵裂内、鞍区等脑深部及颅底的小囊肿。也可用低功率气化激光器进行分割切除囊壁。

4. Ommaya囊的应用　可用于老年有并发症患者，定期抽取囊液，有1年囊肿消失率达74%的报道。总之，要根据蛛网膜囊肿的大小，部位及患者的年龄、身体状况选用适合的手术方法。

（三）开颅术后并发症

除一般熟知的术后颅内出血、感染和神经功能缺损（如动眼神经麻痹、偏瘫等）之外，尚可见到如下并发症：

1. 术后短期剧烈头痛、高热甚至抽搐、昏迷　这是因为在某些感染或外伤原因所形成囊肿的囊液中，含有炎性细胞或含铁血黄素，蛋白含量亦相当高而引起。当手术切开囊壁，囊液溢出刺激周围脑组织，且部分囊液流入被打通的脑室、脑池及蛛网膜下腔所造成。另外，头痛原因还可能是囊液被排空后突然减压，脑组织复位不均匀，而导致的牵拉性头痛。因此手术时应用棉片保护好周围脑组织，先用空针穿刺囊腔，缓慢抽取囊液，然后用生理盐水反复冲洗囊腔后，再切开囊壁。当出现以上症状时，可反复腰椎穿刺放出有刺激性的 CSF，并加用激素治疗。

2. 术后术腔内出血或硬膜下血肿　除术中剥离囊壁时损伤脑组织表面血管或脑池附近静脉，以及脑塌陷所致桥静脉撕裂的可能外，另外发现因长期囊内压增高，致使囊壁外层与硬膜内层紧密粘连，当囊壁分离切除时，造成骨窗外围部分的硬膜内层广泛点状出血，恰好充盈囊肿切除后的空间。因此关颅前，应注意骨窗外围硬膜内层的仔细止血。

(四)术后复发原因

1. 脑叶发育不全，术后脑不能很好地膨隆复位。

2. 颅底畸形，手术未能建立有效的广泛交通。

3. 手术时创伤较重及残留血性 CSF。

4. 再次出血。

5. 发生蛛网膜炎。

术后复发多与以上等因素有关，因此手术最好在显微镜下精心操作，减少损伤，达到"无血手术"的要求。

九、预后

颅内蛛网膜囊肿以囊壁大部切除与脑室、脑池的交通术效果最好，视为本病的根治手段。几组病例统计其治愈率 91.7%～97.7%，症状改善率 86.5%～90.5%，CT 囊肿残腔缩小率 76.9%～80.7%。立体定向、锁孔、脑内镜技术的应用是当前的发展方向，可大大减少损伤，缩短手术时间，尤其对解决脑深部囊肿有独到之处。

参考文献

[1]唐朝芳,毛素芳.神经外科颅脑术后并发手术部位感染患者抗菌药物的应用分析[J].中国实用神经疾病杂志,2014(02):16-18.

[2]苏海涛,柳爱军,王志军.早期综合治疗颅脑损伤致颈性眩晕、头痛的临床研究[J].中国实用神经疾病杂志,2014(06):29-30.

[3]刘玉光.简明神经外科学[M].济南:山东科学技术出版社,2010.

[4]雷霆.神经外科疾病诊疗指南 第3版[M].北京:科学出版社,2013.

[5]杨春伍,刘爱举,顾汉印,丁玉.20例大面积脑梗死临床分析[J].中国实用神经疾病杂志,2013(22):35-36.

[6]赵世光.神经外科危重症诊断与治疗精要[M].北京:人民卫生出版社,2011.

[7]张宏兵,苏宝艳,王晓峰,李加龙,王军,张坤虎.急性小脑出血伴脑疝53例临床分析[J].中国实用神经疾病杂志,2014(04):75-76.

[8]蒋宇钢.神经外科手术及有创操作常见问题与对策[M].北京:军事医学科学出版社,2009.

[9]王国芳,朱青峰.后颅窝手术后颅内感染12例分析[J].中国实用神经疾病杂志,2012(23):20-21.

[10]陈礼刚,李定君.神经外科手册[M].北京:人民卫生出版社,2011.

[11]杨春伍,刘爱举,顾汉印,丁玉.20例大面积脑梗死临床分析[J].中国实用神经疾病杂志,2013(22):35-36.

[12]黄焕森,高崇荣.神经外科麻醉与脑保护[M].郑州:河南科学技术出版社,2012.

[13]徐圣君;赵晓平.老年脑卒中患者并发肺部感染60例临床分析[J].中国实用神经疾病杂志,2013(24):22-24.

[14]赵继宗.神经外科学 第二版[M].北京:人民卫生出版社,2012.

[15]冯毅,蔡冰,白西民,党俊涛,杜春亮.高血压脑出血术后再出血的影响因素分析[J].中国实用神经疾病杂志,2014(19):7-9.

[16]张其利,张守庆,王泉相.实用神经外科诊疗指南[M].北京:中医古籍出版社,2009.

[17]李义游.血管栓塞术在脑动脉瘤患者中的综合应用价值研究[J].中国实用神经疾病杂志,2014(13):33-35.

[18]北京协和医院.神经外科诊疗常规 第二版[M].北京:人民卫生出版社,2012.

[19]李春晖,邸辉,王佳良.神经外科手术治疗学[M].上海:第二军医大学出版社,2010.